CT 造影理论

主　　编　市川智章
顾　　问　市川卓
主　　审　金征宇　陈　敏
主　　译　付海鸿　王　斌
副 主 译　高剑波　李真林　孙文阁　赵雁鸣　朱万安

人民卫生出版社

图书在版编目（CIP）数据

CT 造影理论/（日）市川智章主编；付海鸿，王斌
主译. —北京：人民卫生出版社,2019
　　ISBN 978-7-117-28782-1

Ⅰ.①C⋯　Ⅱ.①市⋯ ②付⋯ ③王⋯　Ⅲ.①计算机
X 线扫描体层摄影-诊断学　Ⅳ.①R814.42

中国版本图书馆 CIP 数据核字（2019）第 170533 号

人卫智网	www.ipmph.com	医学教育、学术、考试、健康，
		购书智慧智能综合服务平台
人卫官网	www.pmph.com	人卫官方资讯发布平台

CT 造影理论

主　　译：付海鸿　王　斌
出版发行：人民卫生出版社（中继线 010-59780011）
地　　址：北京市朝阳区潘家园南里 19 号
邮　　编：100021
E - mail：pmph @ pmph.com
购书热线：010-59787592　010-59787584　010-65264830
印　　刷：北京铭成印刷有限公司
经　　销：新华书店
开　　本：787×1092　1/16　印张：14
字　　数：341 千字
版　　次：2019 年 10 月第 1 版　2019 年 11 月第 1 版第 2 次印刷
标准书号：ISBN 978-7-117-28782-1
定　　价：168.00 元

CT 造影理论

主　　编	市川智章
顾　　问	市川卓
主　　审	金征宇　陈　敏
主　　译	付海鸿　王　斌
副 主 译	高剑波　李真林　孙文阁　赵雁鸣　朱万安
译　　者	马　南　孙　辉　李　叶　徐晓晗　刘　杰
	王　沄　张　晨　马新武　刘　涛　暴云锋
	陆孟莹
编写秘书	刘　涛

人民卫生出版社

图字: 01-2018-2410

翻译人员名单

顾　　问	市川卓	日本株式会社根本杏林堂
主　　审	金征宇	中国医学科学院北京协和医院
	陈　敏	北京医院
主　　译	付海鸿	中国医学科学院北京协和医院
	王　斌	
副 主 译	高剑波	郑州大学第一附属医院
	李真林	四川大学华西医院
	孙文阁	中国医科大学附属第一医院
	赵雁鸣	哈尔滨医科大学附属第二医院
	朱万安	吉林大学第一医院
译　　者	马　南	郑州大学第一附属医院
	孙　辉	哈尔滨医科大学附属第二医院
	李　叶	吉林大学第一医院
	徐晓晗	中国医科大学附属第一医院
	刘　杰	郑州大学第一附属医院
	王　泫	中国医学科学院北京协和医院
	张　晨	北京医院
	马新武	山东省医学影像学研究所
	刘　涛	北京大学人民医院
	暴云锋	河北省人民医院
	陆孟莹	上海中医药大学附属曙光医院
编写秘书	刘　涛	北京大学人民医院

序一

目前,随着 CT 设备技术的不断发展,CT 检查已成为放射影像检查的重要手段,随之而来,通过注射对比剂进行的增强检查也越来越普及,增强检查占 CT 检查的份额也不断增加,在海外一些高端医院增强检查已占全部 CT 检查的 50%以上。

增强检查是影像诊断不可或缺的检查手段,但为了降低对比剂摄入对患者带来的不良影响和副作用,如何有效使用对比剂成了绕不开的话题。到目前为止,由于缺乏理论依据,临床上普遍根据经验来确定对比剂的给药剂量,因此增强检查的效果参差不齐,无法给临床诊断提供精准的图像资料。这是由于对对比剂的合理有效使用没有充分地认识造成的。

在日本,早在 10 多年前就开始了对比剂的原理以及临床效果等研究,经过多年积累形成了一套完整的理论并在实践中融会贯通。本书就是日本最早推出的 CT 造影相关的基础理论书籍。

通过国内放射界相关人士的共同努力,《CT 造影理论》中文版终于面世了。希望本书中所提及的"CT 造影理论"能给我们的临床带来理论上的指导,更希望通过实践验证此理论,并结合我们当今日新月异的发展现状,对此理论进行完善和提高。

中国医学科学院北京协和医院　金征宇

2019 年 7 月于北京

序二

　　1895 年德国物理学家伦琴发现了 X 线,不久后 X 线即被应用于放射诊断。时至今日放射诊断学依然是医学影像学的一个关键组成部分。随着 CT 设备和技术的不断发展和更新,CT 检查已成为疾病检出和诊断的重要手段,与此同时,在我国各大医院增强 CT 所占比重也呈逐年上升趋势。为了更好地将增强 CT 应用于临床,CT 造影理论的学习非常重要,它可以帮助放射科医师和技师在根源上对增强 CT 进行理解和掌握。

　　2017 年农历新年后,我有幸与日本株式会社根本杏林堂的中国事业部市川卓先生在北京会晤,当时双方谈及了 CT 造影理论书籍这一话题。我从市川先生那里得知日本在 2004 年已经有这方面的书籍出版,这本书从流体力学、物理学的角度介绍了 CT 造影理论。经过市川先生的介绍,我详细阅读和学习了这本书,非常认可这本书对中国放射科医师和技师在日常诊疗中的指导作用。我与市川先生都有意将这本书引入中国。我希望这本书能为中国放射科医师和技师普及 CT 造影理论,提供学习借鉴作用,也希望借这本书在中国的翻译出版,促进中日放射学界的交流和相互学习,实现共同发展。

卫 生 部 北 京 医 院 　陈敏
放射科教授、博士生导师

2019 年 7 月于北京

序三

随着 CT 设备技术的不断更新提高,CT 能进行的检查内容和项目也日益增加。同时,CT 增强造影检查的数量也随之不断增加,并且增强造影作为 CT 检查的重要手段,日益受到大家的关注。

在增强检查时,如何配合检查要求,正确使用对比剂成了一个关键问题。但目前对于这个问题很少有人深入具体地研究过,我们还处在摸索、积累和经验传播这样的初级阶段,造成影像质量参差不齐。

多年前我在访问日本同道时,偶然发现他们正在使用《CT 造影理论》一书,当时就与日方接待我们的医师们聊起了这本书。他们告诉我这已然是他们每天工作实践中务必遵照实施的一个通用标准。这一解释当场引起了我的兴趣,为什么我们国内没有这类理论? 为什么没有人进行这方面的研究? 后来回国后一是其他工作较忙,二是当时没有打听到具体作者的联系信息,此事就被搁置了下来。

直到 2015 年初,经友人引荐偶遇此书参与编著的市川卓先生,闲聊中提及此书,才使得尘封多日的此书重新进入我们的视界。因为有了《CT 造影理论》的共同话题,我们一见如故,当即决定组织人员翻译并引进国内发行此书。

我们编译小组成员都是利用业余时间参与本书的编译工作,虽然几乎所有成员都来自于各医院放射科,都有长期专业工作经验,但由于此书所涉及的内容在国内尚属空白,因此很多内容我们也是边学习边翻译,在日方原著者的耐心解释下,力争把此书的精髓原汁原味地传达给国内的广大读者。

同时,我们也希望大家在理解并用之于实践后,能总结出更多更新的理论和经验,以使此书所提及的理论能适应当今增强技术的发展,能更适合中国的实际情况,为国内增强检查的理性化和标准化做出新的贡献。

在本书和读者见面之际,我首先要感谢我们编译小组的每个成员为此书所做出的贡献,同时也要感谢原著的主编市川智章先生特意为本书作序,以本书的翻译出版为契机,期待与日本同道今后能更多交流学习,共同提高。

中国医学科学院北京协和医院放射科　付海鸿

2019 年 7 月于北京

作者为中文版序

　本書は、2004年4月に第1版から2018年までに第7版の発行がなされ、本年で15年目である。その間、一度も改訂は行っていない。本書に記載されている「CT造影理論」の理論的根拠となっているデータは、2004年当時、現在のMDCT装置と比較すると時代遅れと言わざる得ないMDCT装置で得られたものである。従って、改訂の必要性を問う声もこの15年なかったわけではないが、改訂しなかった理由は、本書に記載されている造影剤注入方法と撮像法が「決して変わることがないCT造影理論」から導き出されたものであるため、改訂の必要はないと確信していたからである。筆者の意図したとおり、本書は発刊当時から現在まで、造影CTの理論書として、特定の専門施設たけでなく、多くのCT造影検査を施行する施設にて日常診療に役立つ基本書になっている。

　本書の意義は、造影CTの撮像技術論が病変診断能からみた臨床応用法に、効率的に生かされた理論書になっていることである。それまで日本では、放射線科医師と診療放射線技師はもっとも身近な存在であり、関心事項も類似しているにもかかわらず、それぞれの研究結果のシナジー効果は極めて乏しい状況であった。本書が、放射線科医師と診療放射線技師の知識を高次元で融合する現在の研究体制の確立のきっかけとなったことはうれしい限りである。

　2012年8月末、本書の根幹を成す造影CT撮像技術の理論化の先駆者であり、本書の共著者でもある八町　淳氏が享年57歳にて突然他界した。私はMDCT時代を迎えるにあたり本書の執筆を決心したが、それより遡ること10余年、シングルヘリカルCTの黎明期にすでにCT造影理論を完成させていた八町氏の力量に驚いたのを覚えている。本書の海外発刊という喜びを、もう八町氏と分かち合えないと思うと甚だ残念である。

　今回、本書が中国において出版されると聞き、大きな喜びを感じている。世界一の人口を誇る中国で、本書のCT造影理論に基づくCT検査が普及すれば、世界の医療レベルの向上に大きく貢献することになると確信するからである。これを機に、他国においてもこのCT造影理論が日常CT診断の一助となることを切に願う次第である。

埼玉医科大学国際医療センター

市川　智章

作者为中文版序

本书于 2004 年 4 月第一次出版发行,从第 1 版至 2018 年第 7 版已经 15 年。本书记载的"CT 造影理论"所依据的数据还是基于 2004 年的设备,而其与现在的 MDCT 设备不可同日而语。在这 15 年中并不是没有要求修订的呼声,但不做修订的理由是,本书中所记载的对比剂注射方法和扫描方法源自"永不改变的 CT 造影理论",我们确信没有必要修订。笔者的原意是,本书作为增强 CT 理论书籍发行至今,并不单纯为某个专门医疗机构服务,而是为众多能够进行 CT 增强检查的医疗机构,在其日常诊疗中发挥作用。

本书的意义在于,文中的增强 CT 成像技术理论是从临床上病变诊断衍生出来的,可以有效地应用于临床。此前在日本,它是放射科医师和放射诊疗技师最为熟悉的,尽管关注点相似,但他们各自研究结果的协同效应极差。我很高兴在此书中高度融合了放射科医师和技师的知识,确立了现在的研究体制。

2012 年 8 月,本书的共同作者,时年 57 岁的八町　淳先生突然过世,他也是本书"CT 造影成像技术"理论的先驱者。向前追溯十数年,八町先生在单螺旋 CT 尚处于黎明时期时就完成了 CT 造影理论,其才华令人震惊。我决心在迎来 MDCT 时代时执笔本书,无法和八町先生分享本书在海外发行的喜悦,我深感遗憾。

听说这本书将在中国出版,我感到非常高兴。因为我相信,在中国这个世界人口第一大国,如果能普及基于本书"CT 造影理论"的 CT 检查,将为世界医疗水平的提高做出巨大贡献。基于此,我希望"CT 造影理论"也能为其他国家的日常 CT 诊断助一臂之力。

琦玉医科大学国际医疗中心

市川　智章

目录

第一章 碘对比剂综述

一、X线对比剂

1. 什么是X线对比剂

X线对比剂是一种有机化合物,可以在用X线对身体进行成像拍摄时,有意改变被拍摄器官的X线透过度,以便于医生根据图像做出诊断。

通常分为阳性对比剂(positive contrast medium)和阴性对比剂(negative contrast medium)两大类。本书将重点介绍对比剂本身会吸收X线的碘对比剂。

2. X线对比剂必备条件

与用于治疗的药剂不同,X线对比剂必须是对人体没有活性的化合物。具体需要满足如下五个条件。

(1) 具有出色的X线吸收率;

(2) 为化学性稳定的化合物;

(3) 对人体无害;

(4) 有符合适应的特性(低黏性、低渗透压等);

(5) 检查后能迅速从体内排泄、去除(排泄到体外)。

二、碘对比剂的历史

自1918年开始,碘化钠(sodium iodide)就已经被应用于造影术,这也是现代碘对比剂的起源。1927年Binz等人通过增加Selectan的水溶性,合成了碘吡酮乙酸钠(uroselectan),用于尿路、血管对比剂。而Swick在1924年成功进行了临床静脉尿路造影,从此进入了第一代单体碘对比剂的时代。

1930年Dohrn等人在碘吡酮乙酸钠(uroselectan)中添加碘,合成了碘多显(uroselectan-B)(2碘吡啶酮诱导体),从而研制出第二代的三碘对比剂(第二代),具有出色的成像能力,用于尿路、血管造影术。

接着,Hoppe等人于1950年成功合成了安全性和成像能力俱佳、以苯环为基础结构的三碘化合物。它是离子型三碘对比剂的原型,而碘酞葡胺(iothalamate)、泛影酸(amidotrizoate)等至今仍被广泛使用(图1-1)。

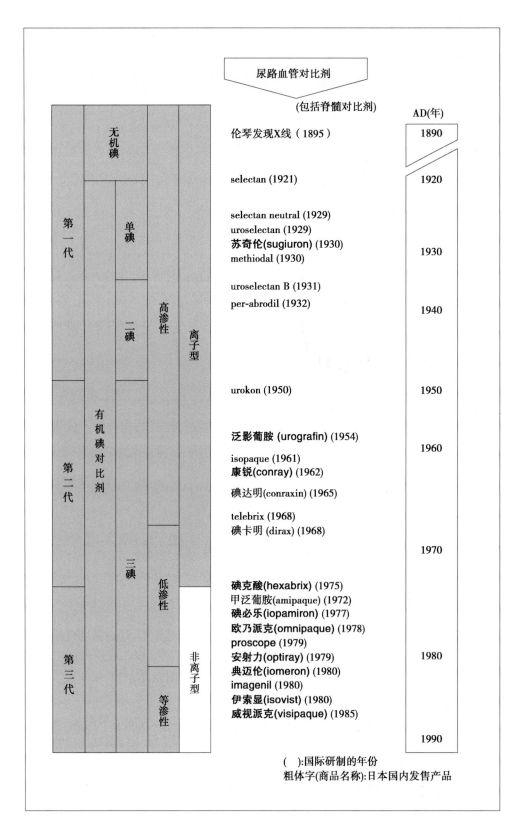

图 1-1　碘对比剂的历史

此后,在 Almen 理论基础上研制的 metrizamide(甲泛葡糖或甲泛糖胺),让碘海醇(iohexol)和碘帕醇(iopamidol)等非离子型对比剂纷纷登场,从而大大提高了第三代产品的安全性和成像能力。纵观过往的研制和改良历程,可以发现提高成像能力和减少副作用是一直以来的追求目标。

三、水溶性碘对比剂的基本构造与分类

水溶性碘对比剂根据其性质分为离子型和非离子型,或者根据其化学构造分为单体型(单体)和二聚体型(二聚体)(图 1-2)。

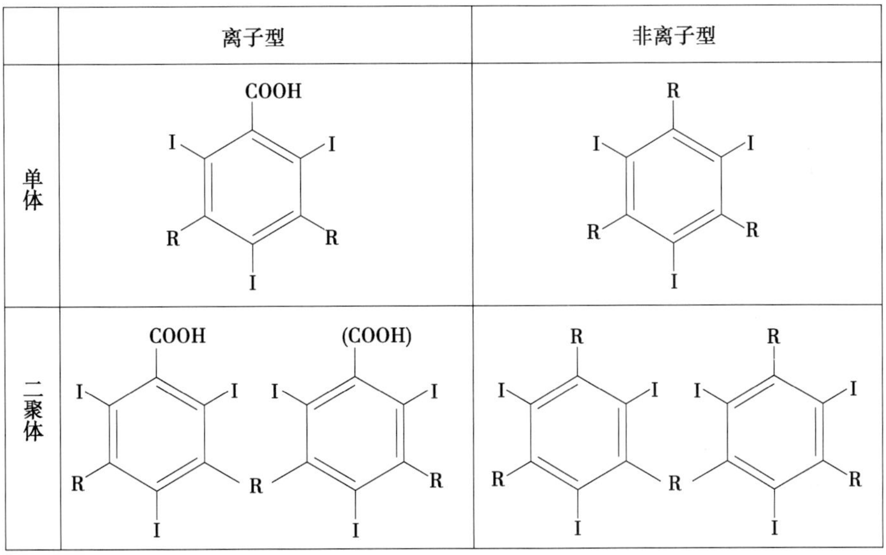

图 1-2　水溶性碘对比剂的结构式

1. 离子型对比剂

离子型对比剂的基本构造为在苯环上结合了酸性羧基(—COOH)的苯甲酸诱导体,因碘化而具有水溶性。

(1) 离子型单体(ionic monomer)

离子型单体是 20 世纪 50~60 年代研制出来的,在非离子型对比剂诞生之前,一直广泛用于尿路及血管造影、CT 等方面。

但是,与非离子型单体对比剂相比,离子型单体对比剂出现副作用的频率较高,所以德国删除了其对血管的功效和效果,受此影响,日本于 2001 年 1 月也删除了其对血管的功效和效果(图 1-3)。

(2) 离子型二聚体(ionic dimer)

离子型二聚体对比剂分为只在 1 个苯环上带有羧基的二聚体和两个苯环上都带有羧基的二聚体,前者被称为一元酸二聚体(monoacid dimer),后者被称为二元酸二聚体(diacid dimer)。

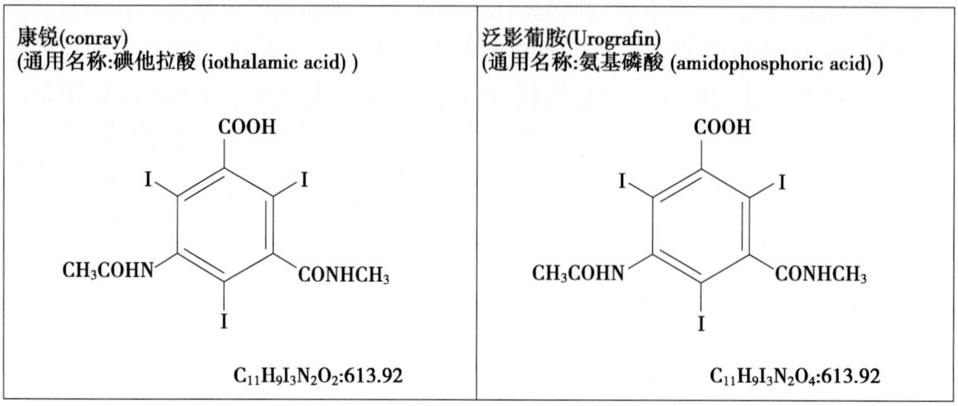
康锐(conray)
(通用名称:碘他拉酸 (iothalamic acid))
COOH
I
I
CH_3COHN
$CONHCH_3$
I
$C_{11}H_9I_3N_2O_2$:613.92
泛影葡胺(Urografin)
(通用名称:氨基磷酸 (amidophosphoric acid))
COOH
I
I
CH_3COHN
$CONHCH_3$
I
$C_{11}H_9I_3N_2O_4$:613.92

图 1-3　离子型单体

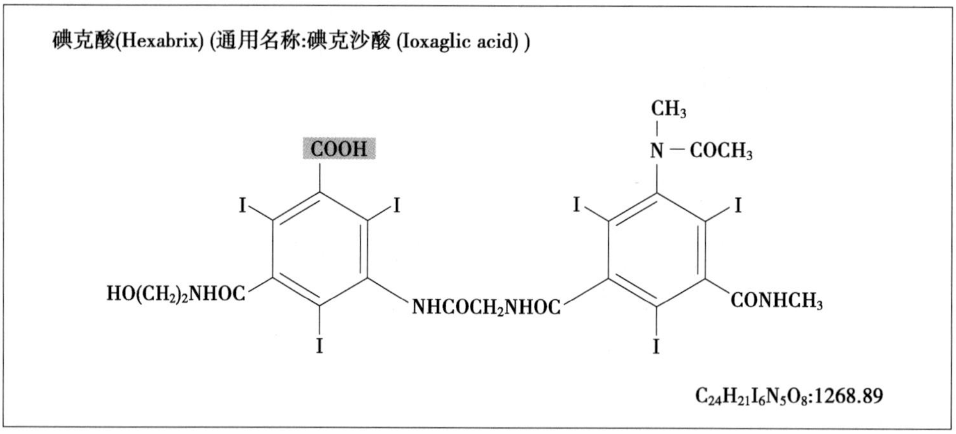
碘克酸(Hexabrix) (通用名称:碘克沙酸 (Ioxaglic acid))
COOH
CH_3
N − $COCH_3$
I
I
I
I
$HO(CH_2)_2NHOC$
$NHCOCH_2NHOC$
$CONHCH_3$
I
I
$C_{24}H_{21}I_6N_5O_8$:1268.89

图 1-4　离子型二聚体;一元酸二聚体(半离子)

1）一元酸二聚体(半离子):碘克酸(hexabrix)320

用于尿路、血管造影以及 CT 造影(图 1-4)。

2）二元酸二聚体:碘托葡胺(biliscopin)、葡胺碘氧(cholegrafin)

作为静脉胆道对比剂使用。这些药经过静脉注射后,会迅速与血清蛋白结合。与蛋白质结合在一起的对比剂,不会从肾脏排出,而是在被摄入肝细胞后,排泄在胆道内。因此,沿着这条路径,我们就可以看到 X 线造影了(图 1-5)。

2. 非离子型对比剂

非离子型对比剂的基本结构为,将苯环与含有大量羟基(—OH)的侧链(R)、氨基醇进行结合,是由氢键结合而成的水溶性化合物。其立体结构的侧链部分(R)较大,几乎覆盖了旁边的碘,因而减少了碘的化学毒性。

(1) 非离子型单体(nonionic monomer)

非离子型单体从 20 世纪 60 年代后期开始进行开发,因其安全性和成像能力较强,所以现在广泛应用于尿路、血管造影及 CT 等 X 线图像诊断中(图 1-6)。

碘托葡胺(biliscopin) (通用名称:碘曲西酸(iotroxic acid))

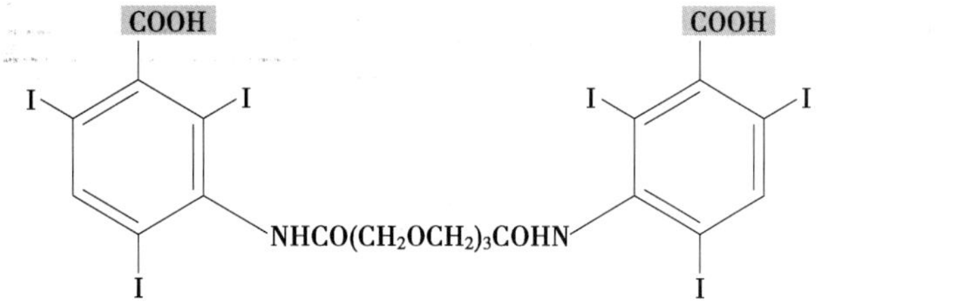

$C_{22}H_{18}I_6N_2O_9$:1268.89

图 1-5　离子型二聚体;二元酸二聚体

欧乃派克(omnipaque)
(通用名称:碘海醇(iohexol))

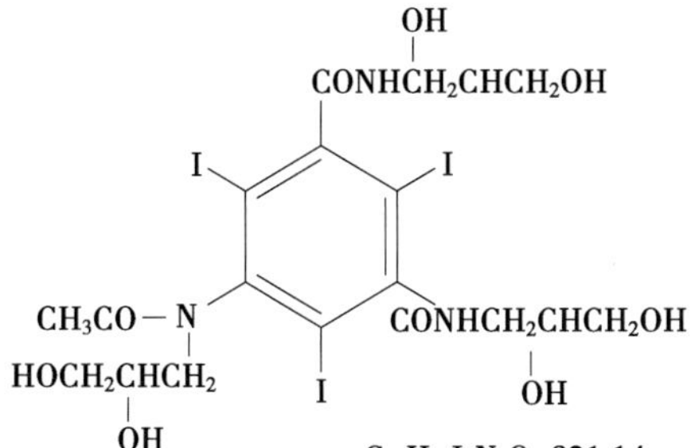

$C_{19}H_{26}I_3N_3O_9$:821.14

碘必乐(iopamiron)
(通用名称:碘帕醇 (iopamidol))

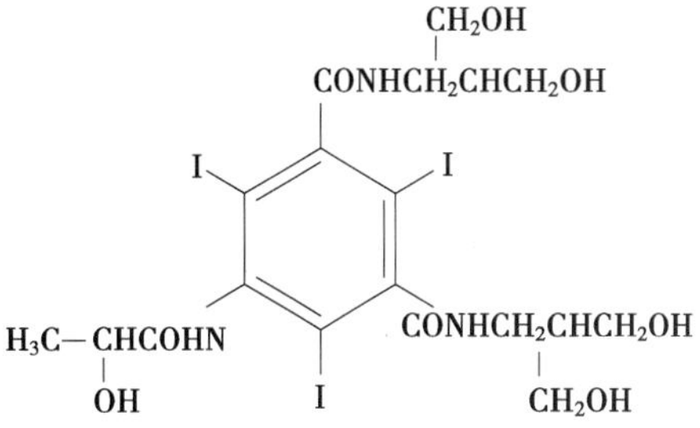

$C_{17}H_{22}I_3N_3O_8$:777.09

图 1-6　非离子型单体

（2） 非离子型二聚体(nonionic dimer)

非离子型二聚体为将 2 个非离子型单体对比剂结合在一起的结构,在研制时作为等渗对比剂,人们对其减少渗透压造成的副作用及发热、疼痛等寄予了较大希望。但由于担心会出现迟发性副作用,因此其使用受到了限制(图 1-7)。

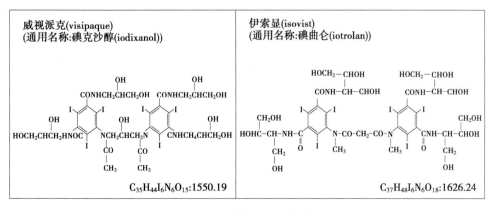

威视派克(visipaque)
(通用名称:碘克沙醇(iodixanol))

$C_{35}H_{44}I_6N_6O_{15}$:1550.19

伊索显(isovist)
(通用名称:碘曲仑(iotrolan))

$C_{37}H_{48}I_6N_6O_{18}$:1626.24

图 1-7　非离子型二聚体

四、对比剂的物理化学性状

对比剂对人体来说属于异物,因此人们希望对比剂安全,对人体的影响尽可能最小。现在所使用的非离子型 X 线对比剂的基本结构大致相同,但是渗透压比和黏稠度等理化性质却各不相同。因此,我们必须事先理解对比剂的理化性质都有哪些临床意义(表 1-1)。

表 1-1　X 线对比剂的理化性质项目

- 离子型/非离子型
- 碘含量
- 渗透压
- 黏稠度(黏性)
- 水溶性
- 其他

1. 离子型/非离子型

表示离子型和非离子型的主要区别(表 1-2)。

表 1-2　离子型和非离子型对比剂的主要区别

	离子型	非离子型
结构式	带有—COOH 基(羧基)	侧链含有较多的—OH 基(羟基)
物理化学	—COOH 在水溶剂中溶解后将分裂成—COO$^-$和 H$^+$的 2 个分子 渗透压变成 2 倍	水分子与—OH 基氢键结合,并溶于水
渗透压比 (对生理盐水)	6~9	1~4
对人体的影响	因为渗透压较高,所以注入体内后会产生发热和疼痛感,并且会破坏人体内渗透压的平衡,对人体内的离子平衡以及循环系统器官造成影响(离子毒性、化学毒性)	没有离子毒性 其渗透压低于离子型对比剂,因此由渗透压产生的副作用(发热、疼痛以及对循环系统器官的影响)远远小于离子型

2. 碘含量

为了在造影检查中获得较好的血管及组织的图像,达到诊断的目的,需要具备足够的成像能力。成像能力由碘的浓度决定,但是碘含量越高,渗透压和黏稠度也就越高。对比剂的功效和效果因碘浓度而异,因此需要根据不同的造影方法,选择使用碘浓度最适当的对比剂(表 1-3)。

表 1-3　不同浓度的欧乃派克(omnipaque)[尿路、血管专用]的功效和效果

造影	碘浓度(mgI/ml)			
	140	240	300	350
脑血管造影			○	
血管心脏造影(包括肺动脉成像)				○
大动脉造影				○
选择性血管造影			○	○

造影	碘浓度（mgI/ml）			
	140	240	300	350
四肢血管造影		○	○	○
用数字化 X 线造影法进行动脉血管造影	○		○	
用数字化 X 线造影法进行静脉血管造影			○	○
电脑断层拍摄中的造影	○	○	○	○
静脉尿路造影		○	○	
小儿血管心脏造影（包括肺动脉成像）				○

3. 渗透压

当不同浓度的溶液隔着半透膜[即溶质不能渗透,但溶剂(水)可以渗透的膜]相互接触时,低浓度溶液的溶剂试图向高浓度溶液扩散的现象,被称之为渗透现象,其压力就是渗透压。渗透压与每单位体积溶液中包含的分子(不论种类)总数成正比。用 Van't Hoff 方程表示,单位为 mOsm/kg H_2O。渗透压比是指,样品与具有与血液相同的渗透压的生理盐水溶液的渗透压比(图 1-8)。

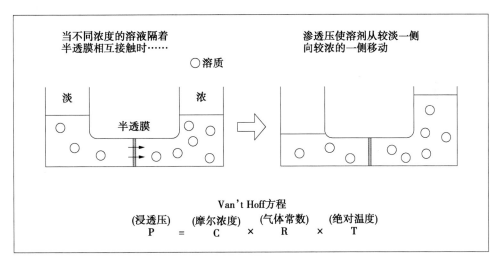

图 1-8　渗透压

关于水溶性对比剂的渗透压,总结如下。

(1) 离子型/非离子型

渗透压与溶液中所含的分子数成正比,与分子的大小无关。非离子型对比剂在水溶液中不分解,因此当 1 个分子溶解在水溶液中时,水溶液中只有 1 个分子。而离子型对比剂如果有 1 个分子溶解在水溶液中,就会分解成 2 个分子。因此,其渗透压就会达到非离子型对比剂的 2 倍(图 1-9)。

(2) 单体/二聚体

单体的 1 个分子拥有 3 个碘,但是二聚体则有 6 个,所以 1 个分子里碘的数量是单体的

2倍。因为用一半的分子数就可以得到与单体相同的碘浓度,所以在碘浓度相同的情况下,渗透压只有一半(图1-10、表1-4)。

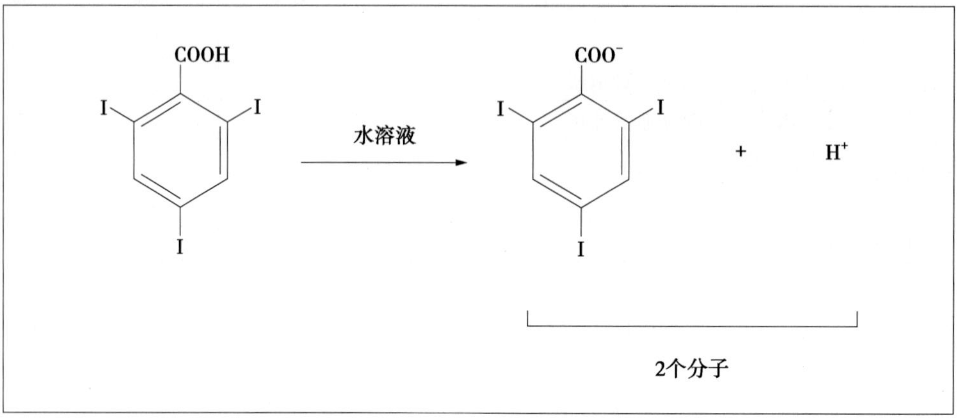

图1-9　离子型对比剂的分解

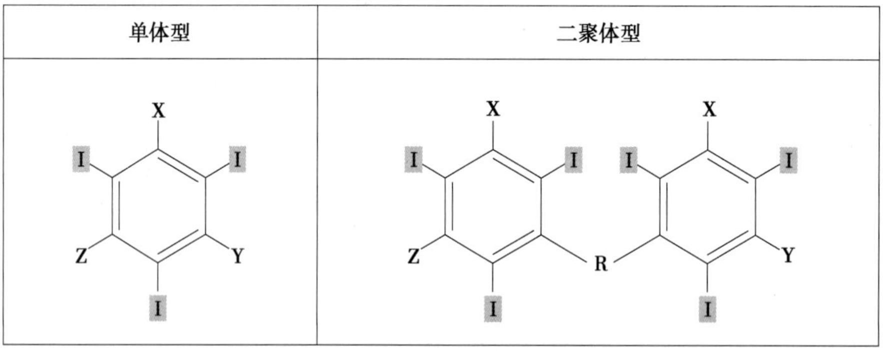

图1-10　单体/二聚体型对比剂中碘的数量差异

表1-4　主要离子型、非离子型对比剂的渗透压比

		产品名称	渗透压比
非离子型	单体	欧乃派克(omnipaque)300	约2
		欧乃派克(omnipaque)350	约3
		碘必乐(iopamiron)300	约3
		碘必乐(iopamiron)370	约4
		安射力(optiray)320	约2
		典迈伦(iomeron)300	约2
		proscope300	约2~3
	二聚体	威视派克(visipaque)270,320	约1
		碘曲仑(isovist)240	约1
离子型	单体	康锐(conray)	约5
		泛影葡胺(urografin)	约6
	二聚体	碘克酸(hexabrix)320	约2

(来自各公司的附属文件)

人体内的渗透压经过细微调整,通过血管壁保持血管内和血管外组织的渗透压不变。

但是,血液里被注入高渗透压的注射液后,将导致血管内的渗透压上升,为了稀释血管中的药剂,使其保持相同的渗透压,水分就会从体内组织向血管中移动。相反,注射液的渗透压低于血液时,血管内的渗透压将会下降,为了保持相同的渗透压,水分就会从血管内向体内组织移动。因此,将对比剂短时间内大量注入人体时,高渗透压将给人体带来各种影响(表1-5)。

表 1-5　高渗透压对比剂对人体的主要影响

| 发热、疼痛 |
| 血管内皮细胞损伤 |
| 心率过缓 |
| 血液量增加 |
| 血管扩张 |
| 利尿作用 |
| 形成血栓 |
| 红细胞畸变 |

一般使用渗透压仪可以精确测量溶液的浸透压,但是在理论上则使用范特霍夫(Van't Hoff)方程来表示。即溶液的渗透压和该溶液中物质的摩尔浓度(分子的数量)成正比。因此,溶液中的物质浓度增加时,渗透压也会与浓度成比例增加。而且即便物质本身的浓度相同,取决于离子型或者非离子型物质,其渗透压也会有较大差异。

4. 黏稠度

(1) 什么是黏稠度

黏稠度表示液体的黏性。黏稠度的单位为 mpas(毫帕秒),其值越大黏性越大,像蜂蜜一样;值越小,流动越顺畅。以前曾使用 c. p. s.(厘泊 centipoise)为黏稠度的单位。现在用 mpas 代替 c. p. s.,但数值并没有变化。

黏稠度由化合物的分子量以及溶液中的浓度决定,分子量越大、浓度越高,数值就越大。而且,即便是相同的液体,其黏稠度会因温度产生差异,温度越高,数值越小(表1-6)。

表 1-6　影响黏稠度的因素

黏稠度	低(流动顺畅)	高(黏稠)
分子量	小	大
浓度	稀	浓
温度	高	低

(2) 临床中的黏稠度问题

黏稠度越高,使用注射器注入对比剂时所需的推力就越大。黏稠度对于手动注入对比剂会造成问题,但如果用自动注射器注入,只要保持注射器连接管和注射针的耐压性,就不会造成问题。将对比剂加热至体温的温度后,对比剂就能够更顺畅地被注入体内,而且可以减少注射时对人体的刺激(图1-11)。

5. 水溶性

对比剂的基本构造是不溶于水(疏水性)的三碘苯,但因具有羧基或羟基等容易溶于水的亲水性侧链,增加了总体的水溶性。

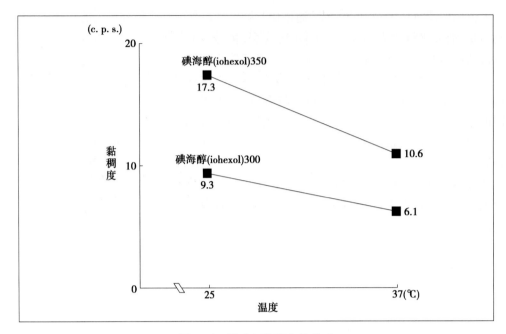

图 1-11 温度与黏稠度的关系

生物膜由脂质组成,因此疏水性(亲油性)较高的对比剂,与血浆蛋白的结合率较高,对细胞膜的刺激较大。相反,亲水性对比剂与血浆蛋白的结合率较低,对细胞表面的刺激较小,可阻止对比剂渗入细胞。

因此,一般来说对比剂的亲水性越高,就越安全(表 1-7)(安全性不仅受到亲水性的影响,还会受到其他因素的影响)。

表 1-7 各种对比剂的分配系数*(辛醇中的浓度/水中的浓度)

对比剂	分配系数
碘佛醇(ioversol)	0.0004
碘海醇(iohexol)	0.0008
碘帕醇(iopamidol)	0.0019

*分配系数指将对比剂水溶液和有机溶液(辛醇、丁醇等)进行混合时,对比剂移动到有机溶液一侧(辛醇中的浓度/水中的浓度)的比例

五、对比剂对人体的影响

对比剂对人体来说属于异物,因此不可避免地会对人体产生影响,尽管这种影响的程度有所差异。

1. 凝血系统

对比剂的渗透压和化学毒性能引起红细胞变形变。这是因为对比剂的高渗透压使红细

胞内部的水分向血浆中移动,从而导致红细胞膜(erythrocyte membrane)变形,红细胞呈星型锯齿状。如果变形过于显著,会导致红细胞变形性降低,使对比剂难以通过微细血管,造成栓塞,引起肺动脉压升高。

在凝血系统中,离子型对比剂具有较强的抗凝血作用,而非离子型对比剂则几乎没有抗凝血作用。

2. 血管扩张作用

血管内注入对比剂后,一定会出现发热、血管痛等现象,但具体程度则因对比剂的浓度、注射部位和注射速度等因素而异。这是对比剂的高渗性引起的血管刺激和血管扩张导致的。

渗透压高于血液的对比剂被一次大量注入血管后,会使水分从血管外向血管内移动,因血浆量增加而导致血管扩张。除了会引起发热和血管疼痛,血管扩张还可能导致一过性的血压降低,以及体液平衡易于发生变化(图1-12)。

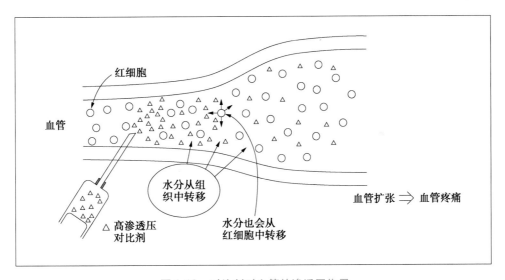

图 1-12　对比剂对血管的渗透压作用

3. 血管内皮细胞

由于注入血管内的对比剂与血管内皮直接接触,其高渗性及化学毒性可能会损伤血管内皮细胞,从而形成血栓和引发静脉炎。

4. 中枢神经系统

有报告指出,将离子型对比剂等高渗性对比剂用于脑血管造影,会损伤血脑屏障(blood brain barrier,BBB),诱发痉挛。但是,在正常病例中几乎没有出现过非离子型对比剂引起痉挛的报告。

5. 心血管系统

对比剂对心脏的直接影响,主要表现在因高渗性引起的心肌收缩力下降。此外,对比剂的化学毒性会对心脏的传导系统产生影响,引起心电图异常和心律失常等现象。此外还会因外周血管扩张、循环血液量增加、红细胞膜变形而引起肺动脉压上升等,对整个心脏和循环系统器官产生影响。

6. 肺

会出现肺动脉压上升和支气管痉挛等现象,但是最为严重的副作用是急性肺水肿。这被认为是类过敏反应导致的,但也有报告称是高渗性和化学毒性引起的。还有一种理论认为,这是通过自主神经系统收缩肺内毛细血管括约肌引起的结果。

7. 肾脏

因注入血管内的对比剂99%都会排泄到尿液中,因此对比剂必然会给肾脏带来一些负担。通常情况下,肾功能正常的受检者不太会因为造影检查而引起肾功能障碍。但对肾功能低下的受检者以及老人来说,就必须引起注意(表1-8、表1-9)。

表1-8　对比剂引发肾功能紊乱的原因	表1-9　易引发肾衰竭的风险因素
①肾小管细胞功能障碍	糖尿病
②由于尿酸盐晶体和各种蛋白质沉淀在肾小管细胞中导致的肾小管堵塞	肾衰竭的既往病史 对比剂使用过量
③肾缺血	脱水症状 高尿酸血症 老年人

六、对比剂的给药方式

X线对比剂可通过血管内给药、口服或在造影部位直接注射等方式使用。给药方式根据检查方法、目的、部位、所使用的对比剂而异。

七、血管内使用对比剂的动态分布

如果对比剂通过静脉注射给药,对比剂就会顺着血流分布至全身,并逐渐排泄到尿液中。

对比剂在体内的动态分布受对比剂给药方式和受检者方面因素的影响(图1-13、表1-10)。

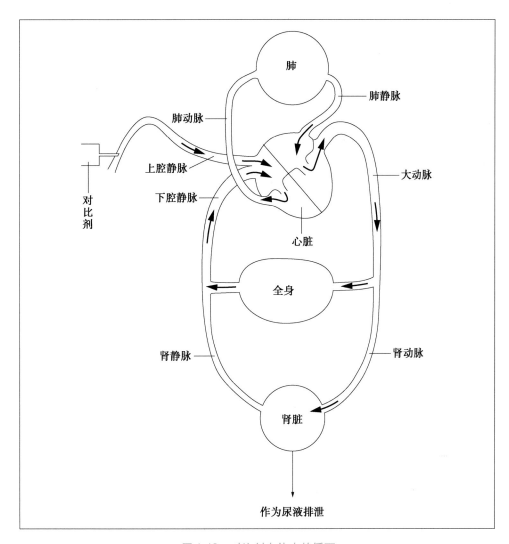

图 1-13　对比剂在体内的循环

表 1-10　影响对比剂在体内循环的因素

对比剂的给药方式	受检者方面的因素
• 给药途径 • 注射速度 • 注射方法	• 体重 • 心排出量 • 肾功能 • 有无肝硬化(或者门静脉高压)

八、对比剂的排泄

　　给药到血管中的对比剂主要会排泄到尿液中,而口服的对比剂则会排泄到粪便中。直接给药时,对比剂将被周围的组织吸收后进入静脉中,然后主要排泄到尿液中。

　　碘海醇(iohexol)给药到血管内后排泄入尿液中的排泄率,1 个小时大约在 50% 左右,24小时为 93%～99%(图 1-14)。

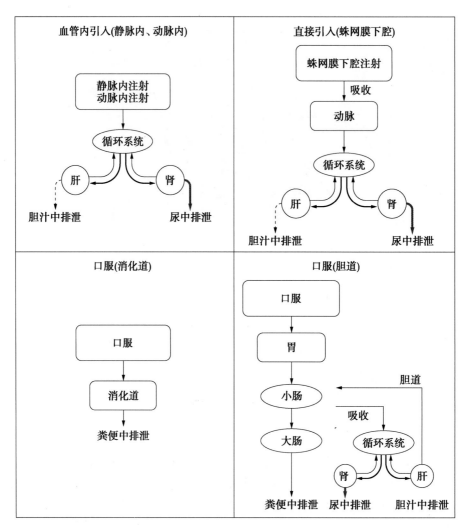

图 1-14   X 线对比剂的排泄

1. 对比剂与血浆蛋白结合率

给药到血管内的药物,会和血液中的一种叫做白蛋白的蛋白质结合在一起。这个比例被称为血浆蛋白结合率。

与血浆蛋白结合的药物,由于其分子变大,所以很难通过肾脏排泄出去。作为替代排泄途径,与血浆蛋白结合后,经过肝脏排泄到胆道中的比例会增加。

2. 尿路血管对比剂的异位性排泄

肾功能低下被认为是造成部分尿路血管对比剂排泄入胆道中的原因,但是在肾功能正常的病例中也发现了胆道排泄的现象。如果在同一天做了血管造影或者尿路造影检查后还要进行腹部 CT 检查,则胆道系统的造影可能会出现问题,因此需要加以注意(图 1-15)。

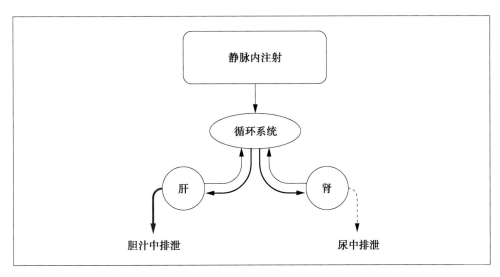

图 1-15　胆道对比剂的排泄

3. 血液透析

血液透析 1 次可去除 60%～80% 的尿路血管对比剂。

九、对比剂的副作用

对比剂既是一种诊断用药,同时也是注入人体内的药物。特别是用于尿路、血管的对比剂是直接注入血管内的药物。而有些造影检查甚至在短时间内将总量超过 200ml 的对比剂注入体内。因此要求对比剂在体内不能产生任何生理(药理)作用。

1. 副作用的种类和发生率

临床报告显示,对比剂会带来从轻症、重症直至死亡等各种副作用。表 1-11 至表 1-16、图 1-16 中介绍了根据在日本进行的 35 万人大型调查结果,副作用的种类和发生率。

表 1-11　调查概览

调查机构	以日本全国的大学医院放射线科为中心的 198 间机构
调查病例数	352 817 例
调查机构	1986 年 9 月～1988 年 6 月
造影检查方法	静脉尿路造影、静脉注射 CT 造影、静脉注射 DSA 造影
所用对比剂	非离子型对比剂(碘海醇(iohexol)、碘帕醇(iopamidol))

Katayama H,Yamaguchi K,Kozuka T,et al. Adverse reactions to ionic and nonionic contrast media. A report from the Japanese Committee on the Safety of Contrast Media. Radiology. 1990,175:621.

注:从 2001 年 1 月起,删除了离子型对比剂对血管的功效、效果

表 1-12   不同重症程度的副作用发生率

副作用的种类	离子型对比剂 (169 840 例)		非离子型对比剂 (168 363 例)	
	发生件数	发生率(%)	发生件数	发生率(%)
总的副作用	21 428	12.68	2 576	3.13
严重	368	0.22	70	0.04
极其严重	63	0.04	6	0.004
死亡	1	0.00	1	0.00

表 1-13   对比剂使用历史/不同副作用的发生率

对比剂 使用历史	对比剂副 作用历史	非离子型对比剂		离子型对比剂	
		发生率(%)	病例数	发生率(%)	病例数
曾经使用过对比剂	发生副作用	11.24	1 087/9 667	44.04	2 548/5 785
	没有发生副作用	2.21	1 588/71 921	9.02	6 492/71 946
没有使用过对比剂		3.03	2 175/71 773	13.71	10 630/77 562

表 1-14   不同过敏史的副作用发生率

过敏史	非离子型对比剂		离子型对比剂	
	发生率(%)	病例数	发生率(%)	病例数
有过敏史	6.85	1 031/15 058	23.35	3 015/12 913
无过敏史	2.76	3 887/140 986	11.72	17 038/145 350

表 1-15   不同种类过敏史的副作用发生率

过敏史的种类	非离子型对比剂		离子型对比剂	
	发生率(%)	病例数	发生率(%)	病例数
特应症	7.22	63/873	25.83	211/817
哮喘	7.75	101/1 304	19.68	220/1 118
花粉症	7.51	115/1 532	25.90	359/1 386
药物	7.40	525/7 099	23.92	1 309/5 472
食物	5.75	180/3 130	23.03	670/2 909
其他	6.92	101/1 460	24.41	352/1 442

表 1-16   逻辑回归分析后的发生严重副作用的风险因素检查结果

背景因素	对比群/标准群(=1)	比值比	95%置信区间
对比剂的种类	离子型/非离子型	5.61	4.13~7.63
对比剂副作用史	有副作用史/无副作用史	4.68	3.16~6.82
过敏史	有哮喘/无过敏史	10.09	6.36~16.02
基础疾病	患心脏疾病/心脏疾病以外的疾病	3.02	1.94~4.69

比值比:即相对危险度。这个指标用来表示与风险因素非暴露组相比较,暴露组出现副作用的概率有多少倍

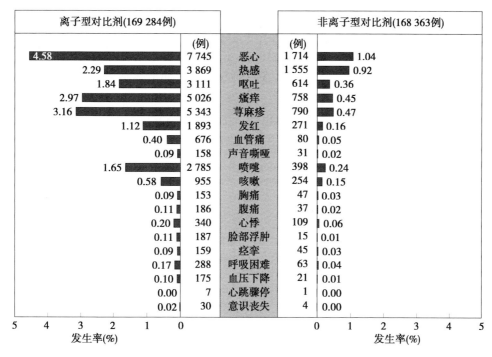

图 1-16　对比剂副作用的临床症状

①注射高渗透压的对比剂几乎一定会产生热感及疼痛,因此通常不考虑为副作用。②对比剂血管外渗出是注射针或留置针位置不正确导致的,属于人为情况,因此不能作为对比剂的副作用

2. 即发性副作用和迟发性副作用

（1）即发性副作用

指在注射对比剂的过程中或者注射结束后立即出现的副作用。轻症包括恶心、呕吐、热感、荨麻疹、瘙痒感等,重症包括过敏性休克、痉挛、心搏骤停等症状。

（2）迟发性副作用

指在开始注射对比剂后经过 1 个小时以上才出现的副作用。有时候会在造影检查结束后 1 个星期以上才出现症状。

基本属于皮肤症状,偶尔会出现腹部症状、呼吸器官症状,发热、倦怠感等症状。通常需要进行治疗的情况较少,但是必须认识到也可能会出现迟发性休克等严重副作用,因此需要加以注意。

◆ 参考文献:针对碘海醇迟发性副作用的大型调查(泌尿系统 CT)

Hirotsugu Munechika, et al: European Radiology 13, 185-194, 2003.

针对 6 764 例碘海醇静脉尿路造影以及 CT 造影检查后入院的受检者,研究分析了不良事件和副作用的发生率及其因素。根据医生的报告,将造影检查结束后 1 小时 ~7 天定义为迟发性 AE(adverse event)，以此区别不良事件(AE)和药物副作用(adverse drug reaction，ADR)。

表 1-17AE 和 ADR 的发生率、图 1-17AE 和 ADR 的发生时间、表 1-18AE 和 ADR 的症状、表 1-19ADR 的发生因素-多变量分析(逻辑回归分析)，如上述结果，即发性及迟发性不良事件(AE)或者药物副作用(ADR)的发生率为，即发性 AE:2.2%，ADR:2.1%。迟发性 AE:3.5%，ADR:2.8%。并且，迟发性副作用往往在花粉症高发期(2~4 个月)出现较多。迟发性副作用没有非常复杂的病例，而且很明显不会频繁发生。

表 1-17　AE 和 ADR 的发生率

分析对象病例总数 6 764 例	AE				ADR			
	发生件数(件)	发生病例数(例)	发病率(%)[a]	置信区间[b]	发生件数(件)	发生病例数(例)	发病率(%)[a]	置信区间[b]
即发性	173	146[c]	2.2	1.8~2.5	172	145[d]	2.1	1.8~2.5
迟发性	318	240[c]	3.5	3.1~4.0	256	192[d]	2.8	2.5~3.3
即发+迟发性		6				5		
不明	16	8			15	8		
合计	507	388	5.7	5.2~6.3	443	340	5.0	4.5~5.6

[a] 相对于分析对象病例总数(6 764 例)的发生病例数的比例
[b] 根据二项分布计算出 95% 置信区间
[c] 包括即发性+迟发性的 6 例
[d] 包括即发性+迟发性的 5 例

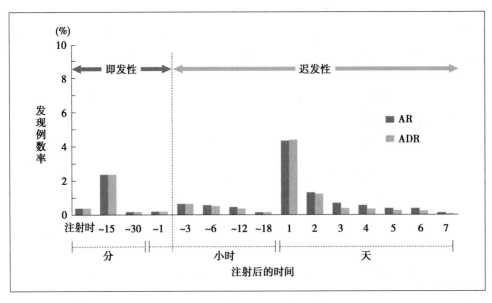

图 1-17　AE 和 ADR 的发生时间

表 1-18　AE 和 ADR 的症状

种类	症状	所有 AE(507 例)[a]		所有 ADR(443 例)[b]			其他
		即时性	迟发性	即时性	迟发性		
		例数	例数	例数	例数	发生率	
	共计	173	318	172	256	(%)[c]	
皮肤、皮肤附属器官损伤	湿疹	0	3	0	3	0.04	
	荨麻疹	13	19	13	19	0.28	
	瘙痒感	14	36	14	34	0.50	
	皮肤潮红	1	10	1	10	0.15	
	皮疹	12	39	12	39	0.58	
	其他	0	0	0	0	0.00	
	共计	40	107	40	105	1.55	
中枢、末梢神经系统损伤	昏迷	1	2	1	1	0.00	感知下降 阵挛性痉挛 昏厥
	麻木感	0	3	0	3	0.04	
	头痛	6	17	6	17	0.25	
	头晕	3	9	2	8	0.12	
	其他	2	1	2	0	0.00	
	共计	12	32	11	29	0.43	
消化道损伤	恶心	32	35	32	27	0.40	唇炎 打嗝 唾液分泌过多 便秘
	呕吐	12	18	12	13	0.19	
	腹泻	0	8	0	6	0.09	
	食欲缺乏	2	3	2	3	0.04	
	腹痛	2	7	2	5	0.07	
	其他	1	6	1	3	0.04	
	共计	49	77	49	57	0.84	
肝脏、胆道系统损伤	肝功能障碍	0	3	0	3	0.04	sGOT sGPT
	其他	0	2	0	1	0.00	
	共计	0	5	0	4	0.06	
心脏、血管损伤	高血压	1	3	1	2	0.03	低血压
	其他	1	4	1	1	0.00	
	共计	2	7	2	3	0.04	

种类	症状	所有 AE(507 例)[a]		所有 ADR(443 例)[b]			其他
		即时性	迟发性	即时性	迟发性		
		例数	例数	例数	例数	发生率	
	共计	173	318	172	256	(%)[c]	
呼吸系统损伤	呼吸困难	1	1	1	2	0.03	语言障碍(发音困难)
	咳嗽	5	3	5	4	0.06	
	鼻炎	6	4	6	1	0.00	
	鼻出血	0	3	0	1	0.00	
	咽喉症状	4	1	4	1	0.00	
	其他	0	1	0	1	0.00	
	共计	16	13	16	10	0.15	
血液、血细胞损伤	白细胞增多	0	10	0	2	0.03	
	血小板减少	0	3	0	0	0.00	
	其他	0	3	0	0	0.00	
	共计	0	16	0	2	0.03	
泌尿系统损伤	血尿	0	2	0	0	0.00	少尿
	肾功能不全	0	2	0	2	0.03	
	其他	0	1	0	1	0.00	
	共计	0	5	0	3	0.04	
一般性的全身损伤	胸痛	2	3	2	2	0.03	寒意
	疼痛	0	4	0	3	0.04	
	出汗	0	2	0	1	0.00	
	发热	1	28	1	22	0.33	
	倦怠感	2	0	2	0	0.00	
	不适感	3	8	3	8	0.12	
	水肿	1	2	1	2	0.03	
	潮红(脸部潮热)	4	1	4	1	0.00	
	温感异常	35	2	35	2	0.03	
	其他	3	3	2	1	0.00	
	共计	51	53	50	42	0.62	
其他		3	3	4	1	0.00	

[a] 包括无法特定 AE 的 16 例
[b] 包括无法特定 ADR 的 15 例
[c] 相对于分析对象病例总数(6 764 例)的发生件数的比例

表 1-19　ADR 的发生因素-多变量分析（逻辑回归分析）

发现因素	ADR					
	所有 ADR		即时性 ADR		迟发性 ADR	
	调整比值比	P 值[a]	调整比值比	P 值[a]	调整比值比	P 值[a]
季节	1.23	0.100 2	1.52	0.029 0	0.55	0.000 3
过敏史	1.89	0.000 8	1.31	0.404 9	2.14	0.000 9
特应症	3.80[b]	0.013[b]	3.38[b]	0.088[b]	2.77[b]	0.118[b]
花粉症	2.40[b]	0.005[b]	3.04[b]	0.015[b]	1.90[b]	0.105[b]
造影检查史	1.34	0.025 0	1.36	0.120 3	1.31	0.117 4
造影方法（尿路 VS CT）	2.48	0.000 1	0.38	0.003 1	0.40	0.001 2
年龄	0.98	0.000 1	0.97	0.000 1	0.99	0.004 6
手术和其他医学性检查	1.66	0.000 1	1.54	0.036 7	1.72	0.001 3
合用药物	2.60	0.000 1	1.15	0.564 7	3.87	0.000 1

[a] 经过逻辑回归分析的调整比值比的 P 值

[b] 过敏种类的逻辑回归分析值

3. 对比剂副作用的产生机制

对比剂副作用的产生机制可大体上分为表 1-20 中所示的 4 种类型。临床上认为这些因素综合在一起后造成了对比剂副作用，因此很难特定原因。

表 1-20　对比剂副作用的产生原理

分类		主要症状（根据 Felder 分类）
物理性质	药物特定的反应，与对比剂的高渗性和非亲水性以及离子负荷有关。剂量依赖性反应	血压下降 血浆量增加 血管内皮损伤 红细胞变形 脱水症状（热感、疼痛）
化学毒性		肾功能障碍 神经症状 心律失常 血液凝结障碍 全血细胞损伤

分类		主要症状 （根据 Felder 分类）
类过敏反应	如化学递质的释放、抗原抗体反应、补体系统等的活化作用等非剂量依赖性过敏反应（Ⅰ型、Ⅳ型）	打喷嚏 瘙痒 荨麻疹
心理因素	受检者的情绪不稳及压力等	水肿 支气管痉挛 昏睡

4. 副作用的应对方法

随着非离子型对比剂的出现,在造影检查中发生副作用的概率已显著减少,但副作用并非为零。从事造影检查工作的医疗从业者,应考虑到副作用随时都会发生,建立应对机制,在出现副作用时能准确采取适当措施。此外在平时就需要加以注意。

（1） **造影检查前的确认事项**

确保急救措施所需的药品和医疗设备齐全,并确保建立员工紧急联络体制。

（2） **检查前**

1） 通过问诊了解风险因素:造影检查中的风险因素如表 1-21 所示。通过问诊等方式彻底掌握风险因素。

2） 向受检者充分进行说明以及取得同意:向受检者说明造影检查以及发生副作用的可能性。尽量获得受检者书面的检查同意书、承诺书。

（3） **检查时的注意事项**

从造影检查开始起,始终密切关注受检者并仔细观察。在检查的过程中发现荨麻疹、恶心、呕吐及胸内苦闷等症状时,通常是过敏反应的前兆,如果受检者反映出现此类症状时,应立即中止检查并采取适当的措施。

表 1-21　造影检查中的风险因素

对比剂引起的副作用既往病史
过敏既往病史
脱水及肾衰竭
糖尿病
心脏疾病既往病史
老年人和年轻人

（4） **检查结束后的注意事项**

为了尽快排泄对比剂,应指导受检者尽量多喝水。尤其是外来受检者,可能会发生迟发性副作用,因此在检查结束后,应告知受检者必须留院观察 1 小时左右。还要向受检者及其家属充分说明,回到家以后,如果出现皮肤症状,应立即来院治疗,这一点也非常重要。

（5） **出现副作用时的基本对策**

当出现副作用时,需要进行图 1-18 所示的基本对策和治疗。

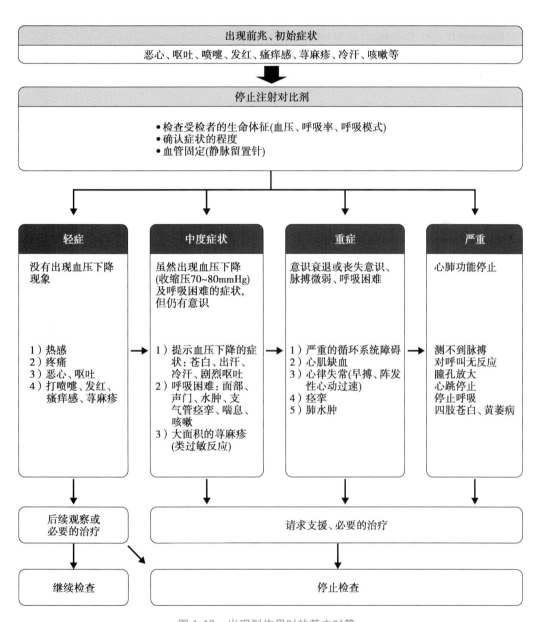

图 1-18　出现副作用时的基本对策

◆ 引用文献

Kopko PM, et al.: Radiology 174, 459-461, 1990.

Stormorken H, et al.: Inevst. Radiol. 21, 348-354, 1986.

Katayama H, et al.: Radiology 175, 621-628, 1990.

Bea KT, et al.: Radiology 206, 455-464, 1998.

Nakamura M, et.al.: X 線造影剤検査の実践 59-84, 2002.

◆ 参考文献

金森勇雄・井戸靖司・幅 浩嗣，ほか編著：X 線造影検査の実践．医療科学社，2002.

第二章 CT造影理论综述:基础篇

一、时间-密度曲线:概述

目前在CT设备上配备的探测器正朝着多排化方向飞速发展。这提高了CT图像数据的质量。然而,因为CT设备无法使人体各组织之间形成充分的对比,所以需要使用对比剂予以补充。为了最大限度地发挥多排CT设备的性能,必须正确掌握对比剂的使用方法。

图2-1用简单的图表算式说明了注射的对比剂与血药浓度之间的关系,不难看出,理解各种参数在其中的作用是非常重要的(B)。

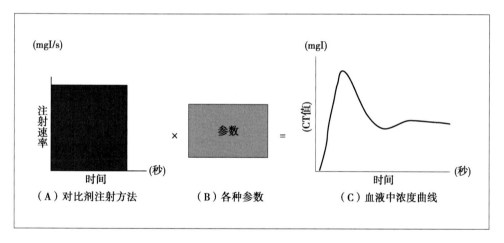

图2-1 对比剂注入与血液中浓度
(A)单相注射时,在刚注射完毕后,碘浓度保持不变,因此浓度曲线呈方形。
(B)各种参数发挥作用
(C)峰值时间-碘浓度曲线(但是因为用CT设备来测量,所以Y轴为CT值)

由于各参数间的关联作用非常复杂,因此,根据临床数据来掌控参数往往有局限性,很可能会出现根本意想不到的结论。为此,我们制作出最接近于临床的体模,对TDC进行了验证。

1. 设备

CT设备:单排螺旋CT
高压注射器:Nemoto A-50、A-250、A-250(变速注射型)

对比剂：碘海醇 300、240mgI/ml 100ml 针筒

碘帕醇 300、370mgI/ml 100ml 针筒

碘佛醇 320mgI/ml 75ml 针筒

碘美普尔 350mgI/ml 100ml 针筒

体模：自制 TDC 评估体模

2. TDC 体模

图 2-2、图 2-3 为本次使用的 TDC 体模概览图。由模拟心脏和肺部的肺循环系统、模拟头颈部和躯干部的体循环系统以及模拟对比剂排出的肾脏等三个系统组成。

（1）肺循环系统

用控制器将心脏部位的泵控制在 0~120 次/分钟、0~6 000ml/min（输出量）。

肺循环系统的塑料箱里分成两个容积可变的空间，用来控制对比剂的初始浓度。

（2）体循环系统

从心脏部位流出的水可通过阀门改变肺循环/体循环比（循环量比）。

可通过改变头颈部（循环时间快的水流）、躯干部（循环时间慢的水流）的软管长度和水箱容量，来改变容量比。

（3）对比剂排出系统

由两个功率相同的泵以 350ml/min 的速率冲洗，模拟平衡期。

（4）数据采集

可获取对比剂进入（模拟动脉）和返回（通过软管和水箱模拟门静脉）两个系统的数据，

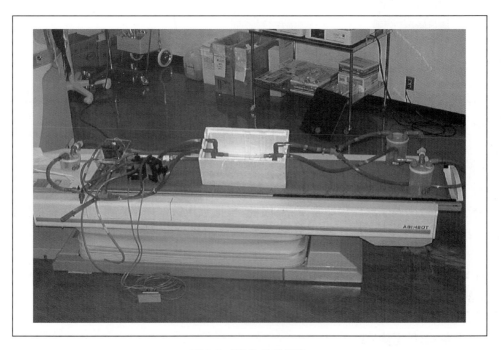

图 2-2　TDC 体模概览

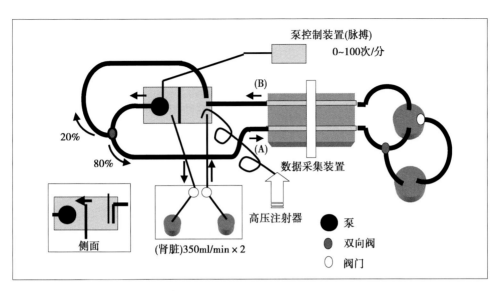

图 2-3　TDC 体模

用以掌握再循环的影响。

3. TDC 与受检者的关系

在分析 TDC 时,首先必须整理和理解图 2-1B 所涉及的内容。虽然某些因素看似不太重要,但是其重叠效应会使 TDC 产生很大变化。而且临床上往往会因为这个不被重视的因素而失去最佳时机。

图 2-4 为注射时间与 TDC 之间的关系。以下这三个因素可能对 TDC 产生影响,即注射时间(秒)、注射速率(ml/s)和碘总量(mgI)。大多数情况是 TDC 的 CT 峰值及达峰时间的问题。

此外,以上三种参数中,不要把注射速率(ml/s)看成单位时间(秒)的注射量(ml),而是要看成单位时间(秒)的碘剂量(mgI)。这是因为现在各制药公司所销售的制剂,其单位体积的碘浓度(mgI/ml)多种多样,如果只用单位时间(秒)的注射量(ml)来考虑注射速率,则总的碘剂量会不一样。注射时间(秒)、注射速率(mgI/s)和碘总量(mgI)的关系可以用“注射时间(秒)×注射速率(mgI/s)=碘总量(mgI)”的公式来表示。如果改变注射时间,则用来验证 TDC 的重要数值,即达峰时间将发生很大变化。鉴于此,在做 TDC 实验时,除非另有说明,否则应保持注射时间的固定。

（1）心率

图 2-5 为不同心率(次/分钟)的 TDC 变化。为了分析心率因素的影响,因此设定为即使心率变化,心排出量也保持不变。如果换成临床考虑,即体重固定、肺循环/体循环比(循环量比)固定、心排出量固定,临床上要达到这些条件是不可能的。如果除心率以外其他因素保持固定,则心率对 TDC 基本不会产生影响。这如同要将以固定流量流入水池里的水抽出来,如果水的抽出量(ml/min)不变,则区别就在于用小桶抽的次数多(次/分钟),用大桶抽

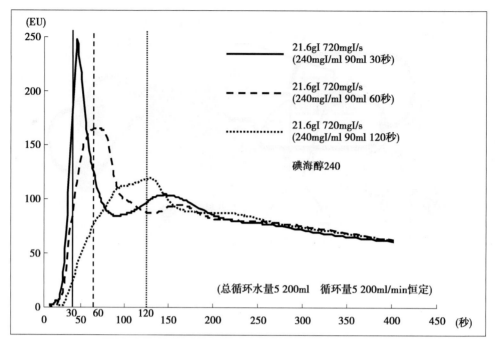

图 2-4　注射时间与 TDC 之间的关系

如果使碘总量固定，注射时间变化，则注射速率会发生变化。因此，注射时间越短，则 CT 峰值越大，达峰时间也会提前。但是，无论注射时间长短，注射结束后才会出现达峰时间，所以 CT 值在注射过程中不会下降

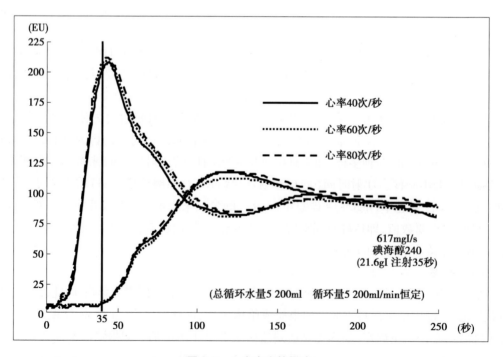

图 2-5　心率产生的影响

的次数少(次/分钟)。

(2) 心输出量

图 2-6 为不同循环水量(ml/min)的 TDC 变化。心输出量越大,CT 峰值就越小,达峰时间就越早,检测出 CT 值的时间就越快。这是由于在心输出量较大时,注入的对比剂会较快地从心脏排出,滞留在上、下腔静脉到右心室之间,使得碘剂量上升状态变低而造成的。在临床上,心率会因受检者紧张程度以及身体情况发生变化。因此会造成心输出量增加,可以认为检查时心率的变化会造成 TDC 发生变化。此外,该体模的肺循环系统(心脏、肺)在液压作用下形成开放回路,因此会允许使用较大量的对比剂。而人体内是一个液压闭路,因此如果超过个体的允许范围,TDC 的变化将大于该结果。

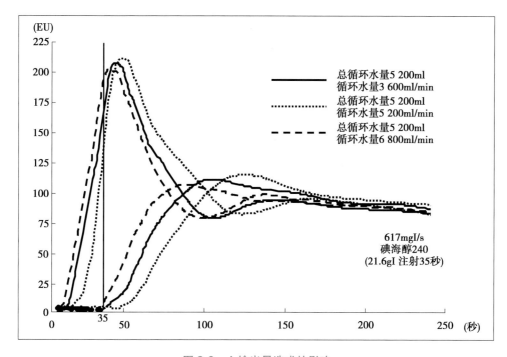

图 2-6　心输出量造成的影响

在进行肝脏定性诊断时,有可能会观察到对比剂逆流注入肝静脉的情况,这可以考虑为注射对比剂剂量超过心脏功能时生物防御功能起作用的结果。此时,对比剂不按计划流入心脏,所以会造成 CT 峰值降低。

(3) 体重

图 2-7 为总循环水量(ml)与 TDC 的关系。注入的对比剂随着时间推移在血液中被稀释,然后通过肾脏排泄出来。从图中可以看出,当碘总量固定时,总循环水量越大,CT 峰值以及平衡期 CT 值越低。人体内的血液量为体重的 1/13,注入的对比剂会随着时间推移逐渐被血液稀释。由于稀释程度与总循环水量成正比,所以可以得出结论,稀释程度与血液量成正比。由此可以推断,由于血液量与体重成正比,因此对比剂的 CT 增强值(EU)与体重呈负相关性。

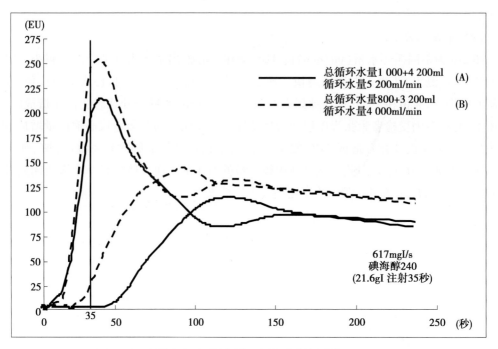

图 2-7　不同总循环水量形成的 TDC

（A）肺循环系统 1 000ml，体循环系统 4 200ml，总循环水量 5 200ml
（B）肺循环系统 800ml，体循环系统 3 200ml，总循环水量 4 000ml
肺循环／体循环比固定
由于循环血液量与体重相关，因此我们也可以同样将其看做是对不同体重的受检者以固定的
注射时间注入了相同的碘总量
CT 峰值和平衡期 CT 值与体重相关

（4）循环量比

图 2-8 为肺循环系统（心脏、肺部）与体循环系统（躯干部）的水量比与 TDC 的关系。图 2-8A、图 2-7A 是相同的 TDC，我们改变了图 2-7A 的循环水量，如图 2-8 所示。CT 峰值取决于肺循环水量，这可以考虑为，在注射进去的对比剂到达主动脉前，对比剂被肺循环系统的血液量稀释，平衡期 CT 值被血液总量稀释。在临床上，即使根据体重改变碘用量，也有可能得不出与 CT 峰值的相关性。当血液分布（图 2-9）的比例因某种原因改变时，特别是肺循环系统的血液量发生变化时，稀释程度会发生变化，所以 CT 峰值也会变化。此外，肺循环系统血液量决定了动脉期 CT 值的大小，因此动脉期 CT 值与体重的相关性较高，而平衡期的 CT 值被血液总量稀释，所以与体表面积的相关性较高。

（5）右心室到达时间

图 2-10 为在肝脏定性检查中因为未达到时间，同时进行了胸部检查的 2 个病例。从注射部位到达右心室的时间与对比剂到达时间之间有很大关系。图 2-11 为加长对比剂注射连接管，并在管内充满水的状态下进行注射实验的 TDC 图。由于对比剂到达心脏体模内的时间延迟，因此连接管越长，达峰时间越迟。如果从下肢等远离右心室的部位注射对比剂时，必须考虑其到达时间。

绝对不要认为无论什么病例，注入的对比剂不会受到任何阻碍，经过一定时间后都能到达右心室。可以说在临床上，很多达峰时间延迟的病例基本都是受了这个因素的影响。

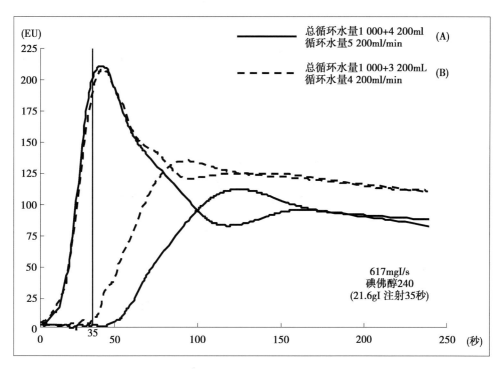

图 2-8　不同的肺循环水量形成的 TDC

CT 峰值取决于肺循环系统,不取决于总循环系统水量。听上去有点不可思议,肺循环量与体重相关,所以 CT 峰值虽然受肺循环系统水量影响很大,但最终还是与体重相关

此外,平衡期 CT 值取决于总循环水量

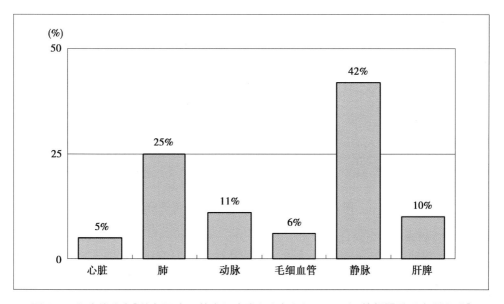

图 2-9　血液的分布[救急医療の基本と実際 (4) 出血とショック:情報開発研究所より]

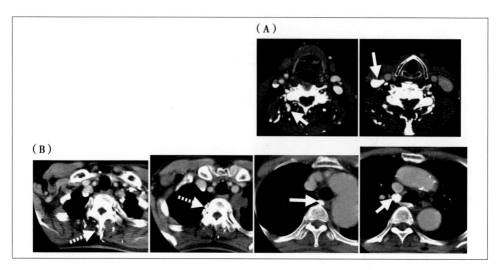

图 2-10　静脉闭塞造成对比剂流入延迟

（A）上腔静脉闭塞（从右肘静脉注入）

　　从右颈总静脉以及多条侧支循环流入（→）

（B）左侧锁骨下静脉闭塞（从左肘静脉注入）

　　主动脉弓扩张导致左侧锁骨下静脉闭塞，从奇静脉（→）以及侧支循环（虚线箭头）流入

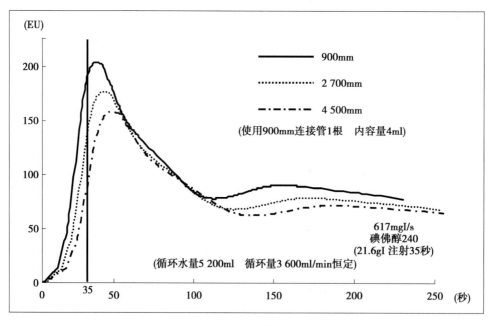

图 2-11　不同连接管长度对 TDC 的影响

（6）上腔静脉内残留对比剂

用高压注射器注射对比剂时，由于在注射完毕前一直对对比剂加压，一般来说对比剂能以较短时间到达右心室，但在注射结束后立即急剧下降至静脉压。因此，对比剂不按照计划时间到达右心室，停留在上腔静脉的对比剂通过静脉压慢慢地被导入右心室。

此外，因突然急剧加压或其他原因导致循环量增加时，上腔静脉会扩张，以避免对心脏施加太高的压力。本医院对从锁骨下静脉到上腔静脉的对比剂用量进行了测量，得到的结果为(15±8)ml。在大多数从上腔静脉进行造影,以点滴注射为主流 CT 检查方式的时代,这并不是很大的问题。但在螺旋 CT 以及多层螺旋 CT 问世后,大多采用高速率注射对比剂的方式,因此就不能继续忽略这个问题了。

在图 2-11 中,连接管越长,CT 峰值越低。同理,上腔静脉导致对比剂滞留也是出于相同原因。而临床上很多未按计划达到 CT 峰值的病例,也是上腔静脉内残留对比剂造成的。

4. TDC 与对比剂的关系

(1) 对比剂用量

我们经常使用"对比剂用量"这个词,但如果这个用量表示 ml 的话,则几乎没有意义。例如,当我们说"对比剂使用量 100ml",其实是指对比剂浓度为 240mgI/ml 时,碘总量为 24gI;对比剂为 370mgI/ml 时,碘总量为 37gI。同样使用 100ml 对比剂,TDC 也会发生变化。如果要用 ml 为单位,必须以浓度为"××mgI/ml 的"对比剂使用量,或者"××gI 碘总量"的方式来表达。

图 2-12 为不同的碘总量形成的 TDC。由于 CT 值与被扫描物质的有效原子序数成正比,因此注射的碘总量随时间变化被稀释,其过程形成了 TDC 曲线。当循环水量不变时,碘总量越多,CT 值就越大。在临床上对该值进行评估时,如果用动脉期评估,则变化的参数不止一个,所以可能无法得出这样的结果。如果通过对比剂使用量对 CT 值变化进行评估,则

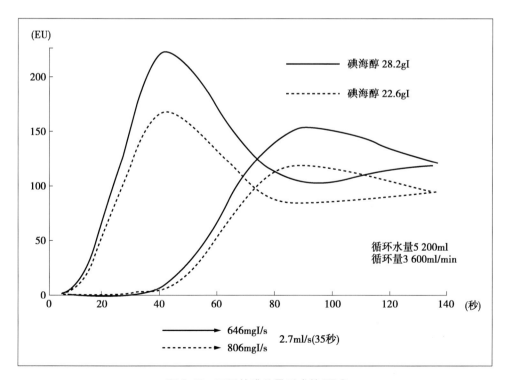

图 2-12　不同的碘总量形成的 TDC

对比剂注射速率为 2.7ml/s,看起来好像是固定的,但是如果以 mgI/s 表示,则为 646mgI/s、806mgI/s,显然,单位时间的碘注射量(mgI/s)不同

评估平衡期才能得到正确的结果。

（2）对比剂浓度

图 2-13 为不同的对比剂浓度形成的 TDC。该 TDC 与图 2-12 相同。在研究由对比剂引起的 CT 值变化时，必须考虑使用的碘总量，而不是考虑对比剂使用量和对比剂浓度。例如"240mgI/ml 为 100ml""300mgI/ml 为 80ml""320mgI/ml 为 75ml"都是指 24gI 的碘总量。在相同时间内注射相同的碘总量，CT 增强值（EU）相等。但是，临床上如果碘总量固定，对比剂就会残留在对比剂注射部位到右心室之间。无论对比剂浓度如何，残留的对比剂量都一样。因此，低浓度对比剂可能对动脉期的 CT 增强值更有效，而使用高浓度对比剂时就必须小心（表 2-1）。

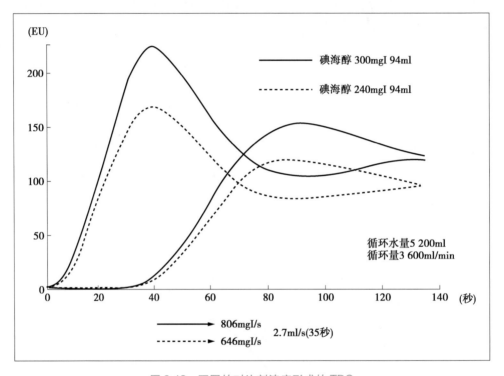

图 2-13　不同的对比剂浓度形成的 TDC

表 2-1　对比剂浓度造成的碘用量差异（残留的对比剂量为 20ml 时）

浓度（mgI/ml）	用量（ml）	碘用量（gI）	实际用量（ml）	实际碘用量（gI）
370	80	29.6	60	22.2
240	123	29.6	103	24.7

（3）对比剂注射速率

图 2-14 为不同的注射速率形成的 TDC。该图为以前的肺动脉动态扫描临床 TDC 数据。注射速率越快，CT 峰值越大，斜率越大。此外，如果注射时间固定，达峰时间基本固定。

（4）对比剂注射时间

图 2-15 为不同的注射时间形成的 TDC。如果注射速率固定，注射时间越长，CT 峰值越

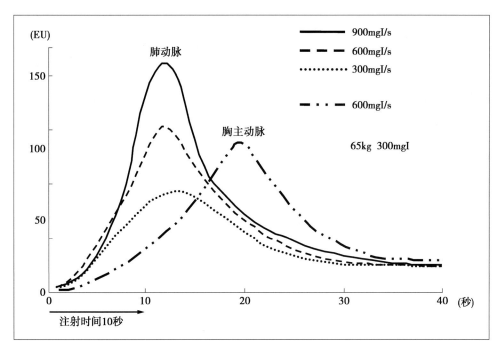

图 2-14　不同的注射速率形成的 TDC

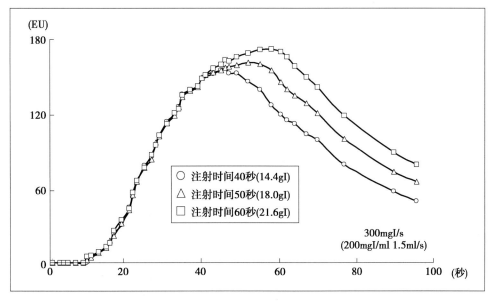

图 2-15　不同注射时间形成的 TDC

大,对比效果时间延长,但碘用量也增加了。因此不能根据对比剂注射时间来判断对比效果,而应该根据碘用量来判断对比效果。此外,由于注射时间变化,因此达峰时间也会变化。

(5) 生理盐水跟注

图2-16为有无生理盐水跟注而形成的TDC。连接针筒和充满12ml水的连接管,注射对比剂。虽然在"上腔静脉内残留对比剂"一节中(第32页)已经提到过,但是从注射部位到右心房的对比剂一般在动脉期基本无相关性,用生理盐水跟注后,在静脉内停滞的对比剂可以继续被推至右心房。这样会产生延长对比剂注射时间的效果。此外,为了在TDC上体现对比剂注射时间的延长效果,生理盐水跟注速率必须与对比剂注射速率保持一致。

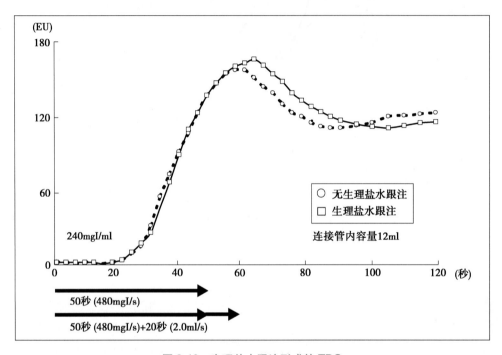

图2-16　生理盐水跟注形成的TDC
生理盐水跟注使用2台高压注射器,对比剂注射完毕后立即以相同速率注射生理盐水

(6) 对比剂造成的差异

各个制药公司都在生产销售各种对比剂,图2-17为不同对比剂引起的TDC变化。图2-18为在保持所有注射条件固定不变的前提下,不同制剂形成的TDC差异。可以发现,碘帕醇的CT峰值偏低,推测是扩散速率差异造成的。

5. TDC的解读和分析方法

TDC与对比剂的关系,可分为对比剂量、浓度、注射速率、注射时间以及其他相关因素来说明。以往大多采用这种方法来解读TDC,但在当今的CT增强检查技术中,并不适合用这种方法去理解TDC。

在图2-19中我们对TDC进行了分解,分别根据上述问题,重新组合了TDC与各增强效果相关因素的关系。建议您在进行CT增强检查时,根据检查目的和设备性能,再决定增强

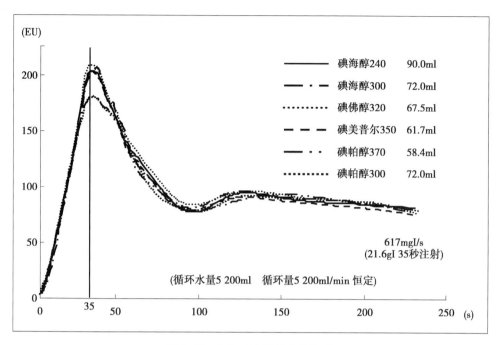

图 2-17　各种对比剂形成的 TDC

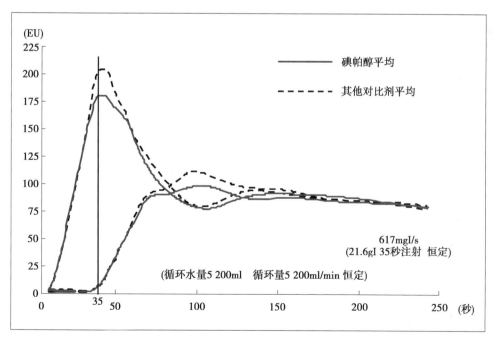

图 2-18　碘帕醇和各种对比剂形成的 TDC

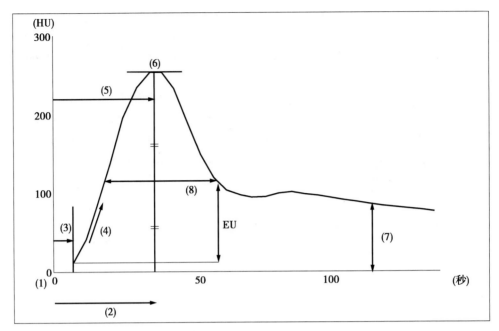

图 2-19   TDC 的变化点

在研究 TDC 的过程中，如果要改变各参数，则在什么节点、如何改变，就显得十分重要
（2）、（3）、（5）、（6）、（7）、（8）为关注要点，其中可事先调整好（5）、（6）的变化

检查的方法。

（1）CT 增强值

增强后 CT 值减去平扫时的 CT 值得出的差值。CT 值单位有 2 种表示方法。一种为 HU
（亨氏单位 Hounsfield unit），用来表示构成 CT 图像的像素单位；另一种是以增强前后 CT 值
差值表示，单位也是 HU，但为了区别起见，我们使用 EU（enhancement unit）为单位。

（2）对比剂注射速率

该数据不会显示在 TDC 图上，但这是一个非常重要的数据，应该记录下来。在各制药
公司推出各种对比剂之前，对比剂浓度基本上只有 300mgI/ml 这一种。当我们说使用了××
ml 的对比剂，那么对比剂浓度默认为 300mgI/ml。然而，现在各制药公司为了产品差别化，
推出了各种不同浓度和量的预灌装针筒对比剂。现在再沿用十年前的概念，本身就有问题。
将对比剂注射速率从 ml/s 改为 mgI/s（injection speed），就可以解决大多数问题。例如，如果
要以 600mgI/s（300mgI/ml×2ml/s）的速率注射对比剂，则不管使用 350、300、240mgI/ml 哪种
制剂，只要保持注射时间固定不变，TDC 就不会变化〔但是，因为用量（ml）变化了，所以注射
速率（ml/s）会变〕。

（3）注射开始时间

在增强检查中，将对比剂开始注射时间视为 0（原点），是进一步考虑其他因素的基础。

（4）注射时间

即对比剂注射时间，但该参数与对比剂注射速率（mgI/s）和碘用量（gI）相关，是碘用量
（gI）除以对比剂注射速率（mgI/s）得出的结果。

（5）对比剂检出时间

对比剂检出时间为 CT 设备检测出对比剂的时间（TDC 曲线上开始上升的点）。只有在

达到可用 CT 设备检测出来的增强效果后,CT 设备才能检测出到达的对比剂。因此这个对比剂检出时间与人体内对比剂到达时间存在差异。对比剂检出时间与对比剂从注射部位到达右心室的时间(秒)、心排出量(ml/s)、碘用量(gI)、对比剂浓度(mgI/ml)和对比剂注射速率(ml/s)相关联。

如果受检者的参数保持固定,单位时间的碘剂量(mgI/s)越大,对比剂检出时间越短。

此外,如果单位体重的碘剂量(mgI/kg)保持固定,在一定时间(秒)内注射根据碘剂量算出的对比剂剂量(ml),可减少对比剂检出时间与人体内对比剂到达时间的差异。例如以35 秒注射 450mgI/kg 时,腹主动脉(肝门水平部位)为(15±5)秒左右。但是,由于受检者因素对检出时间的影响很大,因此会发生 0.5% 的时间差异。

(6) 倾斜度

TDC 上升的倾斜角度。与对比剂从注射部位到达右心室的时间(秒)、心排出量(ml/s)、碘用量(gI)、对比剂浓度(mgI/ml)和对比剂注射速率(ml/s)有关。如果受检者因素保持固定,单位时间的碘剂量(mgI/s)越大,该数值越大。此外,如果单位体重的碘剂量(mgI/kg)保持固定,在一定时间(秒)内注射根据单位体重碘剂量算出的碘用量(gI)可减少差异。

(7) 达峰时间

指达到 CT 峰值的时间。与从注射部位到达右心室的时间(秒)、心排出量(ml/s)和对比剂注射时间(秒)有关。关于这个时间有很多观点,但基本上可以认为从对比剂检出时间到对比剂注射完毕时达峰。此外,该参数受对比剂注射时间(秒)的影响很大。

(8) CT 峰值

达到峰值时的 CT 值[max CT number(HU 或 EU)]。与体重、对比剂从注射部位到达右心室的时间(秒)、心排出量(ml/s)、碘用量(gI)、对比剂浓度(mgI/ml)和对比剂注射速率(mgI/s)相关。如果假设对比剂从注射部位到达右心室的时间(秒)、心排出量(ml/s)等受检者因素固定不变,CT 峰值则与单位时间及单位体重的碘剂量(mgI/(s·kg))有关。

(9) 平衡期 CT 值

与采取 1 分钟以内的注射方法进行定性检查时的肝脏 TDC 平行时的 CT 值。

与体重(kg)和碘用量(gI)相关,与对比剂注射速率(mgI/s)和注射时间(秒)无关。血液总量在约 1 分钟内于体内循环一周。因此,再循环量就不能用于定性诊断这种以将血液循环量图像化为目的的检查方法。此外,考虑到头颈部、肺部、心脏等部位在 30 秒左右就会开始再循环,如有可能,应将注射时间设定为 30 秒以内。在定性诊断法中,可用动脉期扫描检测出富血供肿瘤,但可能因为疾病不同的阶段,有很多肿瘤无法被检测出来。因此,对于肝细胞癌,可利用对比剂排出的时间差,通过平衡期扫描来检测肿瘤,以提高检测率。因此有必要对平衡期扫描进行充分研究。

(10) 半高宽

CT 峰值的 1/2 宽度为半高宽时间(秒),其 CT 值为半高宽 CT 值。

在分析 TDC 时,将 X 轴和 Y 轴分开来考虑会更易于理解。在 X 轴上,会受到对比剂注射时间、右心室到达时间等注射时间(秒)相关参数的影响;在 Y 轴上,会受到碘用量(gI)、对比剂注射速率(mgI/s)、体重(kg)等碘量(mgI)相关参数的影响。此外,半高宽时间与注射时间基本相等。

二、对比剂注射方法:概述

1. 增强检查要点

(1) 对比剂的加热

图 2-20 为不同温度下的黏滞度变化。高速率注射高浓度对比剂为目前增强检查的主流手法。对比剂黏滞度越高,注射阻力越大。加热对比剂可降低注射阻力,因此能用较细的留置针快速将对比剂注入体内,从而提高增强效果。还可以减少受检者血管疼痛、发冷以及对比剂泄漏到血管外等副作用。

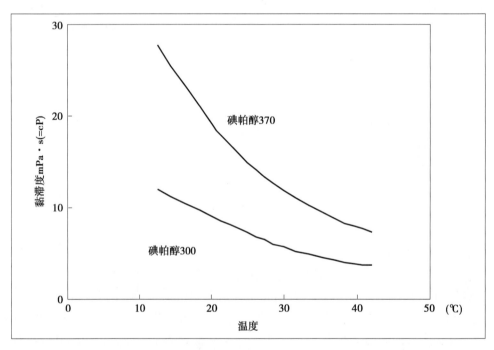

图 2-20   黏滞度与温度的关系

(2) 留置针和连接管

由于采用高浓度高速率注射方式,因此必须保护血管。保护血管可谓是保证增强检查质量最关键的因素。由于检查本身会给受检者带来痛苦,检查时必须考虑注射速率和黏滞度等因素,选择能满足注射最低要求的留置针。

目前的多层螺旋 CT(MDCT)可以大范围扫描。本院实际使用的多层螺旋 CT(4DAS),其扫描范围可以达到 800mm 左右,但由此对比剂连接管也必须加长。这就可能因连接管内的对比剂量增加而导致增强效果下降。生理盐水跟注可以有效补偿增强效果的下降。

(3) 注射部位

注射入人体的对比剂并不一定会顺畅地到达右心室。在第 30 页"右心室到达时间"的章节里也说明了，常规 CT 增强检查会通过静脉注射来匹配动脉的 CT 值。检查时只要举起双手，就会造成锁骨下静脉狭窄。此外，与右侧相比，左侧锁骨下静脉更容易引起注射时间延迟。因此，确保使用右上肢血管以减少时间偏差。

2. 单相注射与多相注射

之前我们已经简单说明了各参数对 TDC 的影响。

考虑到各种因素的影响，要 100% 满足肯定非常难，因此从一开始考虑 90% 满足结果是比较好的方法。

（1）单相注射

根据检查目的，可以将增强检查分为两类。第一类增强检查是以对肝脏等实质内脏器官进行定性诊断为目的的检查。为了达到检查目的，必须利用注入体内的对比剂随时间推移发生变化这一特点，获取实质器官的血流分布图像，用目视方法判断血流分布的异常或正常的状态（图 2-21）。如果 TDC 上有好几个峰值，就无法正确得出血流分布，所以原则上必须采取单相注射的方式（图 2-22）。

对于这类检查目的，理想的 TDC 应该是一种没有面积的脉冲波形，但这种波形的检查时间为 0，而实际上这里是存在检查时间这个参数的，因此在现实中是不可能出现这种图形的（图 2-23）。检查时间是 CT 设备的性能之一，从生理学角度而言，注射进入体的对比剂在体内循环，扫描时间取决于血流分布的检查时间，因此对于这类检查，扫描开始时间并不取决于设备的性能。但是，在哪一期扫描，取决于设备性能，而以什么方式注射并不重要，重要的是在什么时间扫描，因此应该选择检查时间固定法，保持注射时间不变是最有效的检查方法。此外，CT 峰值的 1/2 时间几乎为注射时间，因此动脉期的检查时间应该设为注射时间的 1/2 左右；单相注射时，注射结束后 5 秒左右会到达峰时间，因此开始检查的时间设在从注射时间结束前 5 秒到注射刚刚结束后的这一期间里，可满足检查要求（图 2-24）。单层螺旋 CT 问世后，可采取扫描床固定的动态扫描检查方法检查全肝范围，对肝脏进行定性诊

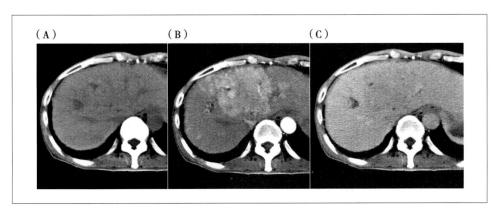

图 2-21　肝脏定性诊断（双期）

浸润型肝细胞癌

体重 50kg，22.7gI，注射 35 秒，5mm，7.5mm/s

（A）平扫；（B）动脉期 30 秒；（C）平衡期 180 秒

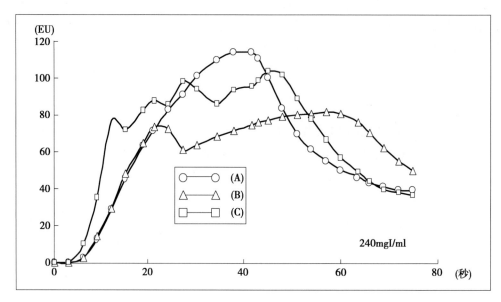

图 2-22   单相注射和多相注射时的 TDC

（A）单相注射 48ml 40 秒（288mgI/s）

（B）双相注射 24ml 20 秒（288mgI/s）+24ml,40 秒（144mgI/s）

（C）四相注射 12ml 6.7 秒（430mgI/s）+12ml,8 秒（360mgI/s）+12ml,10 秒（288mgI/s）+12ml,
13.3 秒（216mgI/s）

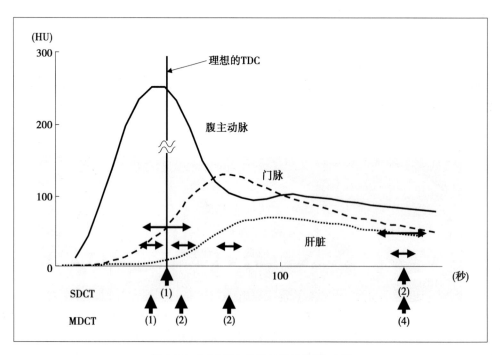

图 2-23   不同设备性能的检查开始时间

即便设备的性能不同,注射时间固定时,最佳扫描时间不变

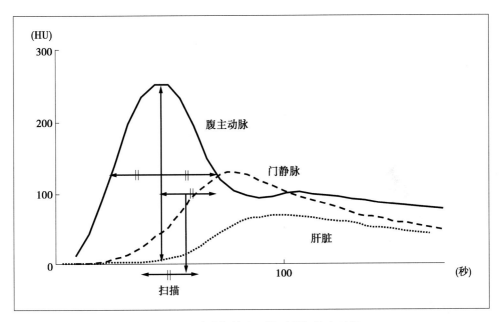

图 2-24　动脉期检查开始时间与检查时间

断。此时检查时间为 20 秒左右,大部分医院采取的注射时间为 30~40 秒左右(100ml 对比剂以 2.5~3.0ml/s 速率注射)都在可接受范围。

但是,如果用高性能设备检查几乎相同范围,检查时间就会缩短。因此,本来缩短注射时间可以在碘用量不变的情况下提高增强效果,但注射速率却无法大于 3ml/s。但是,注射时间越短,越难找到准确的检查时间。此外,定性诊断时,为保证平衡期的 CT 值,碘量下降不能超过一定限度。

(2) 多相注射

第二类增强检查为 CT 三维血管成像(3D-CTA)以及仅在平衡期进行的病变筛查和形态评估。

在进行此类检查时,必须一直保持固定的 CT 值。图 2-25 为根据 CT 值与 3D 进行的形状验证。在 3D-CT 中,直径相同但 CT 值变化时,形状也会变化。因此必须尽量保持 CT 值固定不变。但采取单相注射时,CT 值范围会因增强效果而变得太大,因此必须使用多相注射,尽量使用均匀且长时间持续的 TDC(图 2-21)。

此外,临床上并不是所有检查都需要采取多相扫描,有些检查并不需要保持很高的 CT 值来随时进行 3D-CTA。这种情况下,双相注射是较为有效的方法(图 2-26),但是想要保持正确的对比剂使用量则比较繁琐。此外,对此类检查而言,CT 设备性能与增强检查方法密切相关,但是与单相注射一样取决于检查时间,因此可以考虑为注射时间等于检查时间。因此,成像对象和范围不变时,高性能设备使用的碘量较少。此外,在进行 3D-CTA 时,对比剂不需要注射到检查结束,检查过程中停止注射可减少碘用量,但需要高压注射器同步联动系统和 CT 值监控装置。图 2-27 为对停止时间进行验证的结果,即便在停止注射 10 秒内,并未发现 CT 值降低。图 2-28 为本院使用高压注射器同步联动系统以及 CT 值监控装置时的 3D-CTA 检查流程。

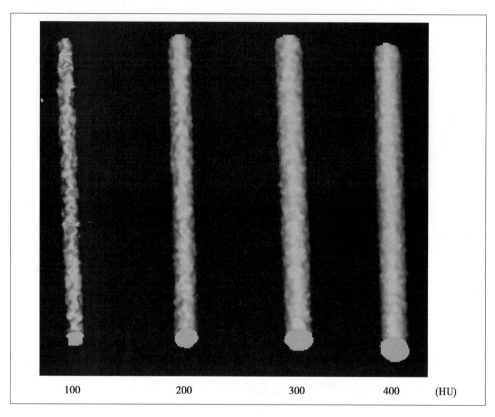

图 2-25   CT 值与形状
将对比剂稀释后灌入直径为 2mm 的吸管，在水体模内进行固定扫描后，用工作站生成 3D 图像

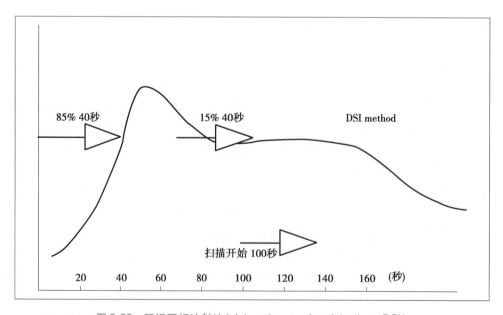

图 2-26   延迟双相注射法（delayed secondary injection，DSI）
1994 年本院提出的注射方法。为了用螺旋扫描来进行大范围的增强检查，第 1 次注射后，在一定时间内停止对比剂注射，等待进入平衡相，经过一定时间后，在第 2 次注射时再次注入少量对比剂，在动脉的 CT 值上升后进行检查。这样可以在平衡期获得较好的增强效果
（译者注：由于 CT 设备的发展，此方法目前已经不再采用）

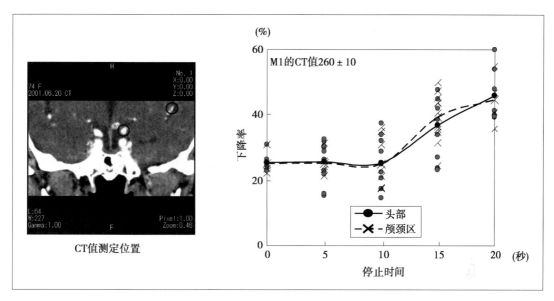

图 2-27　对比剂停止时间和下降率

注射时间不变的情况下,检查结束前停止对比剂注射时,颈内动脉与 M2 的 CT 值比

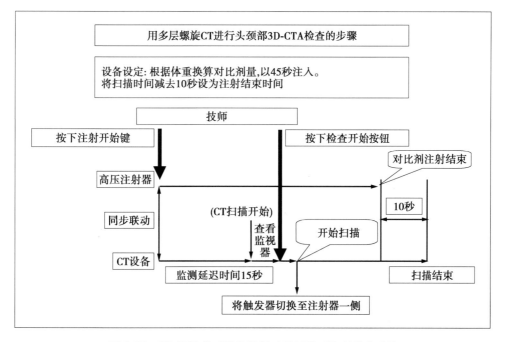

图 2-28　3D-CTA 的 CT 值监视功能以及对比剂停止系统

目前,难以通过呼吸和运动来设定头颈部的 ROI,因此用目视方式确认增强效果后,按检查开始键并开始检查。但是,这样容易因技师的原因而导致开始检查时间出现差异

3. 变速注射法

（1）理论

如果想通过对比剂注射方法来提高成像性能,可以将注射时间固定,这样碘用量(gI)越多,成像性能越高,最终也意味着碘用量(gI)越多越好。

但是,当我们在比较不同增强检查方法,尤其是不同对比剂注射方法的增强效果时,如果碘用量(gI)不固定,则根本无法比较。这就需要考虑如何有效使用对比剂来提高成像性能。前面我们一直在说关于 TDC 的种种,可是最终碘用量(gI)与注射时间(秒)才是影响 TDC 的两个重要参数。此外,如果可以将这 2 个参数保持固定来验证增强效果,相信能够在真正意义上研究对比剂注射方法,却一直都没有能够实现。但是,采用变速注射法后,我们可以在碘用量(gI)与注射时间(秒)这两个参数固定的情况下比较增强效果。

图 2-29 为以图示方法表示变速注射。注射结束速率除以注射开始速率得出变速系数,图 2-30 为用来计算初始注射速率的公式。采用单相注射法进行增强检查时,在对比剂注射结束后迎来达峰时间。但为了尽量减少对比剂再循环的影响,必须在检查时间内在动脉期获取充分的增强效果,这就要求在注射结束前开始检查。此时血液循环会形成时间差,因此对比剂有可能在检查结束时还未到达检查部位。这些未到达检查部位的对

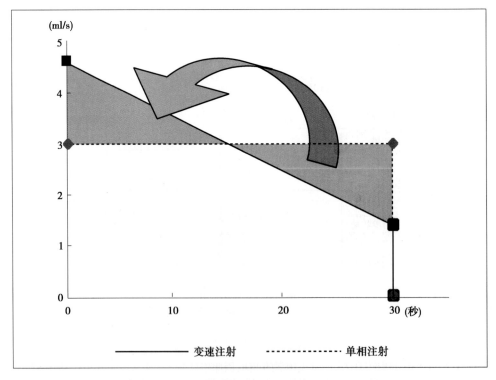

图 2-29 变速注射的对比剂注射原理

结束时注射速率/开始时注射速率=变速系数

将后半段的对比剂用量改用于前半段,即使碘用量和注射时间固定不变,TDC 也会变化

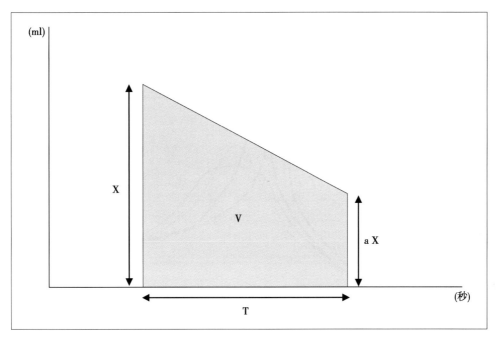

图 2-30　变速注射的初始注射速率

X:初始注射速率,V:注射总量,T:注射时间,a:变速系数

$X = 2V/(1+a)T$

比剂在初始阶段使用,因此不用增加对比剂使用量就可以提高增强效果。而且这样一来,在碘用量(gI)以及注射时间(秒)固定的状态下,通过改变变速系数,来可获得不同的增强效果。

（2）TDC

图 2-31 为碘用量(gI)以及注射时间(秒)固定时,变速系数变化后生成的 TDC。变速系数小于等于 0.5 时,在注射时间结束前达到达峰时间,且 CT 峰值也变高;变速系数为 0.5 时 TDC 为平缓曲线。变速系数超过 0.5 时,接近单相注射;变速系数为 1.0 时,为单相注射。此外,图 2-32 为单相注射时的注射速率的变化与变速注射的 TDC。如果想通过单相注射获得变速注射时的 CT 峰值,则必须增加对比剂使用量,但同时半高宽时间也会变长。以 CT 峰值为目标,单相注射也可以获得与变速注射一样的 TDC,如果此单向注射的条件是环境所允许的,可以采取单相注射的注射速率和碘总量进行变速注射,从而可以获得更佳的增强效果。结果就变为先有鸡还是先有蛋的无解状态。说到底,这种比较的要点在于不得改变注射时间。

（3）临床应用

1）应用于实质器官的定性诊断

如何选择小于等于 0.5 的变速系数,由于 CT 峰值在单相峰值中为最高点,与单相注射相比,在注射时间相同的情况下 CT 峰值达峰时间较快,所以实质器官定性诊断为目标进行了研究讨论。首先为保护血管,使用单相注射时使用的 22G 留置针。关于这项内容,我们在第 40 页,"（2）留置针和连接管"章节里已作说明,增强检查必须以保护血管为前提。如果所使用的留置针导致增强检查方法可应用范围变窄,那么不管多有效的方法,也都失去了意

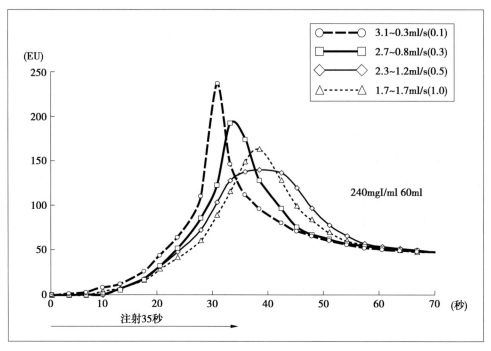

图 2-31　不同变速系数的 TDC 比较

碘用量 14.4gI、注射时间固定为 35 秒

碘用量与注射时间固定时,使用目前的高压注射器无法使 TDC 发生变化,但在导入变速系数这一新概念后,即便碘用量和注射时间固定不变,还是可以根据不同检查目的建立 TDC

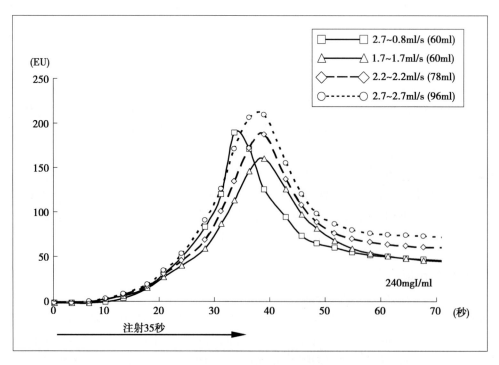

图 2-32　单相注射时注射速率的变化以及变速注射的比较

在变速系数为 0.3 的 TDC 中,碘用量为 14.4gI,但是用具有相同 CT 峰值的单相注射获得该 CT 值时,需要 18.7gI 的碘量,而且,半高宽时间几乎为同一时间

义。因此我们要尽可能使用细的留置针,使增强检查方法适用于大多数受检者,方能使其成为有效的方法。

此外,注射时间和检查开始时间改变后,将导致无法判断增强效果。由于本院最大对比剂注射条件为 370mgI/ml,100ml,注射 35 秒(加温至 37℃),可注射条件受到限制,因此变速系数设为 0.3。在该注射条件下,使用 22G 留置针后,以 370mgI/ml,100ml,注射 35 秒(从 4.4ml/s 到 1.3ml/s 可变)时的最大压力为 7.0kg/cm²,在允许范围内从变速注射的检查结果来看,动脉期富血供肿瘤检出能力有所提高。

图 2-33 为了检验动脉期的 CT 值,测量单相注射和变速注射(0.3)时腹主动脉的 CT 值。相同的注射时间和检查开始时间,单相注射时,CT 值从检查开始后就不断上升;然而变速注射(0.3)时,CT 值从检查开始后不断下降。采取变速注射时,达峰时间会提前,而随着腹主动脉内的碘量增加,可判断肝动脉碘量也在增加。

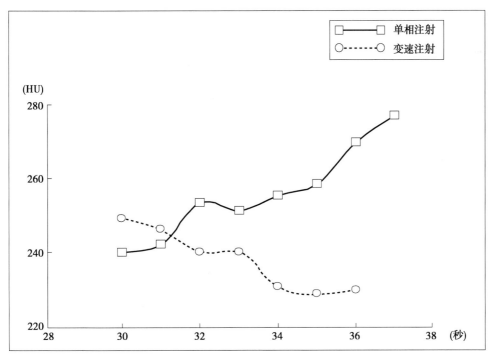

图 2-33　单相注射与变速注射的腹主动脉 CT 值
数据来自腹主动脉 3D-CT 的临床数据。使用 CT 值监视功能

图 2-34 为同一个受检者单相注射和变速系数为 0.3 的变速注射得出的检查结果。可以观察到动脉期富血供肿瘤检出能力提高。此外,表 2-2 为用单相注射和变速注射(0.3)进行肝脏定性检查时的各时相以及主要内脏器官的 CT 增强值。未观察到变速注射 30 秒后肝脏 CT 值显著增加,观察到 60 秒后肝脏和门静脉的 CT 值上升。这样一来,肝转移等乏血供肿瘤检出能力也可得到提高。

2) 应用于动脉期检查

在 3D-CTA 和纵隔等动脉期为主的检查中,在有突出的 CT 峰值的 TDC 上,检查范围内的 CT 值范围太宽,难以使用。因此大多通过双相注射等多相注射来抑制 CT 峰值,延长半

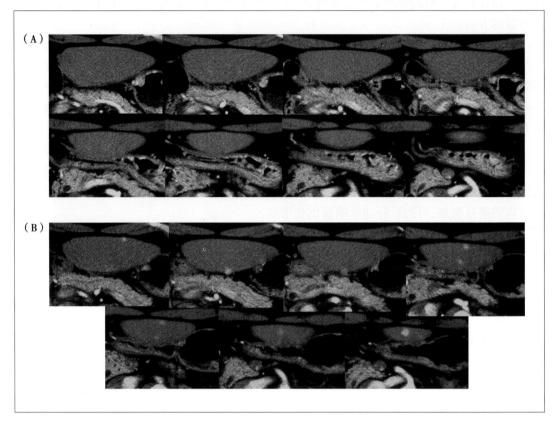

图 2-34　疑似肝细胞癌 HCC

（A）单相注射

体重 64kg(450mgI/kg)300mgI,96ml,2.7ml/s,注射 35 秒,30 秒开始

（B）变速注射（1 个月后）

体重 57kg(450mgI/kg)300mgI,86ml,3.8~1.1ml/s,变速系数 0.3,注射 35 秒,30 秒开始

表 2-2　单相注射和变速注射(0.3)的肝脏定性检查的各期 CT 增强值
可观察到 60 秒后肝脏和门静脉 CT 值的显著差异

	N	年龄（岁）	体重（kg）	注射量（gI）	速率（ml/s）	
单相注射	38	69.7±6.1	57.9±10.7	26.2±3.7	2.7±1.4	
变速注射	453	66.1±11.3	57.1±9.2	25.6±3.9	3.4±0.5	1±0.2
主动脉	30 秒	60 秒	180 秒	静脉	30 秒	60 秒	180 秒
单相注射	247±28	117±20	76±18	单相注射	55±29	80±20	61±15
变速注射	241±32	122±20	75±15	变速注射	51±27	76±23	60±10
肝脏	30 秒	60 秒	180 秒	门静脉	30 秒	60 秒	180 秒
单相注射	10±9	42±11	29±10	单相注射	70±38	122±24	68±18
变速注射	12±7	49±9	33±7	变速注射	79±38	134±21	71±11

（单位:EU）

宽高 CT 时间。但是多相注射为小剂量分次注射碘量,因此容易受到受检者因素的影响,很难重现 TDC。另外,如图 2-35 所示,CT 峰值不稳定,在一系列的检查结果中,部分图像的 CT 值降低。但是,这并不是说 CT 值变得极低,只是与前后图像比较之后可以看出 CT 值的下降,而是由于在打印图像或用显示器观察时使用同一窗宽(window width,WW)和窗位(window level,WL),所以看起来好像是 CT 值降低了。为解决该问题,我们根据图 2-31 的 TDC,考虑以变速系数 0.5 进行变速注射。图 2-36 为同一受检者通过四相注射以及变速系数为 0.5 的

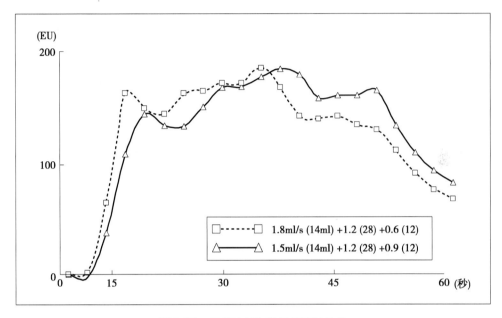

图 2-35　三相注射与注射速率的比较

通过多相注射,可延长半宽高时间,但在切换注射速率时变化很大,因此可观察到对 TDC 的影响

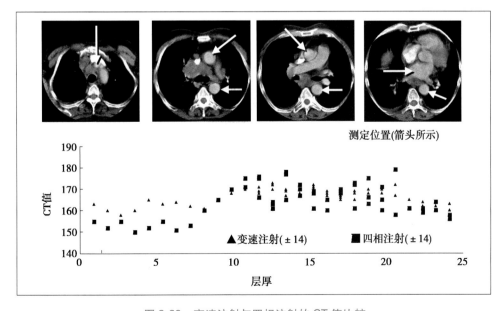

图 2-36　变速注射与四相注射的 CT 值比较

变速注射进行的纵隔增强检查中，各主要血管 CT 值的检查结果。与四相注射相比，变速注射中 CT 值差异以及 CT 值分布问题均得到改善。此外，图 2-37 为腹主动脉 3D-CTA 检查中单相注射和变速系数为 0.5 的变速注射的腹主动脉 CT 值，保证 CT 值的稳定是进行 3D-CTA 检查的重要条件。

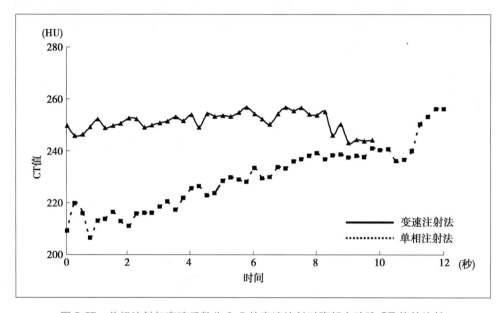

图 2-37　单相注射与变速系数为 0.5 的变速注射时腹部主动脉 CT 值的比较
（从扫描开始的躯体轴向动脉内 CT 值的变化）
通过变速注射（变速系数 0.5），可持续获得生成 3D 图像所需的稳定的 CT 值

三、对比剂的合理用量

1. 受检者因素

CT 检查时导致内脏器官增强效果发生变化的因素可以大致分为两类：对比剂的注射方法以及受检者的个体差异。对比剂注射方法包括对比剂用量、对比剂浓度、注射速率和注射时间等。而受检者因素，除体重、体表面积、年龄和性别以外，还有心脏功能、肾功能、有无肝硬化和门静脉高压等与心排出量等相关的因素[1]。

通常，对比剂静脉注射后，经过肺循环，从主动脉流入毛细血管和各内脏器官的组织液内，从静脉再返回心脏。这期间通过肾脏的肾小球过滤将对比剂排泄至尿液中。一般来说，体重的约 60% 为体液量，约 20% 为细胞外液量，约 8% 为体内血液量。也就是说，仅进入细胞外液的对比剂与体重（或体表面积）有一定关系。

本小节将根据作者的实验数据，说明临床易于获取的体重（体表面积）、性别、年龄等信息与增强效果之间的关系。

一般使用以下两个专业术语表示增强效果。

CT 增强值(enhancement unit,EU):即增强后 CT 值(亨氏单位,HU)减去增强前 CT 值(HU)的差值。

增强效果指数(CE index)[2]:EU 除以单位注射碘量得出的值(HU/gI/kg)。单位体重(1kg)注射单位碘量(1.0g)时,预计可上升的 CT 值(HU)。单位注射碘量为总碘给药量(mgI)除以体重得出的值(mgI/kg)。

图 2-38 为作者等人研究时使用的散点图。从图中可以看出体重、年龄等受检者因素与增强效果存在一定关系。

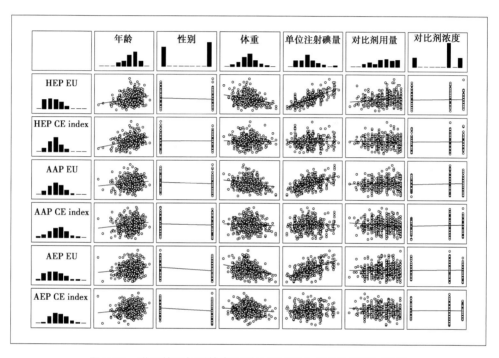

图 2-38　增强效果与受检者和对比剂因素之间的关系(散点图)

用散点图表示 EU 以及 CE index 与年龄、性别、体重、单位注射碘量、对比剂用量、对比剂浓度的关系。从而得出结论——年龄、体重等受检者因素与增强效果存在一定关系。HEP:平衡期正常肝实质;AAP:动脉峰值期腹主动脉;AEP:平衡期腹主动脉

(1) 体重

CT 中使用的非离子型对比剂不会进入细胞内,只分布在细胞外液。也就是说,受到与体重相关的细胞外液量影响的增强效果,也与体重相关。在图 2-39 中,将浓度为 300mgI/ml 对比剂,以 3.0ml/s 的速率注入 90~97ml 后,从动脉峰值期(注射对比剂后 30 秒开始扫描)和平衡期(180 秒后)测得腹主动脉与正常肝实质(仅平衡期)的 EU,以体重为参数表示。从图中可以看出,主动脉上的 EU 虽然存在一些差异,但是与体重为负相关性。也就是说,对不同受检者注射相同剂量的对比剂时,增强效果会因受检者的个体因素出现差异。因此,检查时为获得标准化的增强效果,或者为了考虑可重复性,必须以体重为基准来规定对比剂用量。另外,在体重上再加入身高的体表面积作为基准会更精准,但中屋等人认为体表面积的计算非常繁琐,不适宜纳入日常工作,使用体重即可获得足够的信息量[3,4]。

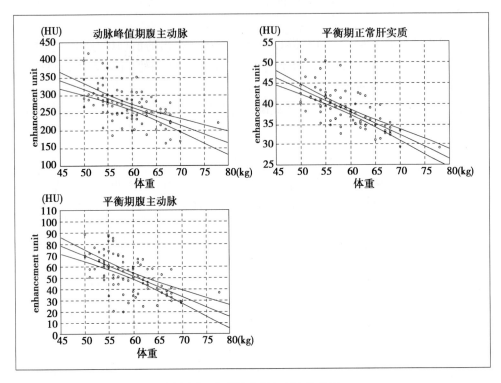

图 2-39　各部位体重与 EU 的关系

各部位随着体重增加增强效果(EU)降低。相关系数从-0.59 到-0.71、*p*<0.001,为负相关
(*n*=92)

　　体重与 EU 为负相关性,因此反之可以判断,如果单位注射碘量增加,EU 也会增加。图
2-40 中显示了上述关系。尤其在正常肝实质中显示出高度相关性,因此为了获得实质内脏
器官稳定的增强效果,确定单位体重的碘量是非常重要的。此外,在主动脉上,还会受到心
脏功能等其他因素的影响,因此会出现较大差异。

　　作者所在医院,通常按体重规定对比剂用量。但给我们的感觉是,体格较大的受检者和
体格非常小的受检者其增强效果存在差异。因此我们以 5kg 为单位将体重数据分类,比较
各组之间的增强效果指数(CE index)。如果所有体重组别都具有相同的增强效果,那么增
强效果指数(CE index)应该一致。但是从图 2-41 所示的平衡期腹主动脉和正常肝实质的图
可以发现,体重不同,血管系统和实质内脏器官的对比度存在差异。这表明,根据体重计算
出来的对比剂用量有必要乘以体重指数(BMI)。在今后的临床中需要进一步细致研究,从
而更准确地计算出对比剂用量。

(2) 性别差异

　　平均体重和体脂率等体格条件也是性别差异造成增强效果指数变化的因素。图 2-42
以箱线图表示各部位增强效果指数的差异(平均值、SD、SDX1.96)。从箱线图可以发现女性
的增强效果指数稍高。体重、构成扫描表面的组织以及大小等是影响男女增强效果指数不
同的主要因素,也反映了体格对增强效果的影响。详细内容请参考第64页"(4)受检者体格
差异造成的影响"。

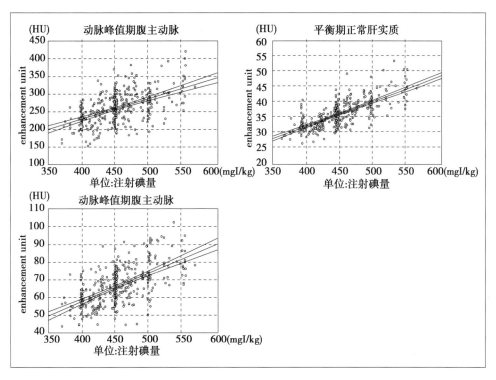

图 2-40　各评估部位单位注射碘量与 EU 的关系

随着单位注射碘量的增加,各部位的增强效果(EU)均有上升。相关系数从-0.54 到-0.75、$p<0.001$,为正相关($n=370$)

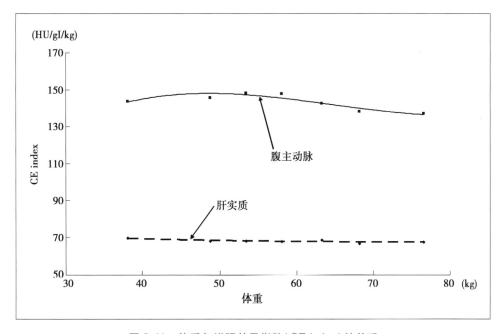

图 2-41　体重与增强效果指数(CE index)的关系

肝实质上没有很大的差异,但在主动脉上可以观察到体重小于 45kg 以及大于 60kg 的受检者其增强效果指数(CE index)较低。也就是说,在此范围内,实质器官与血管的对比度较低

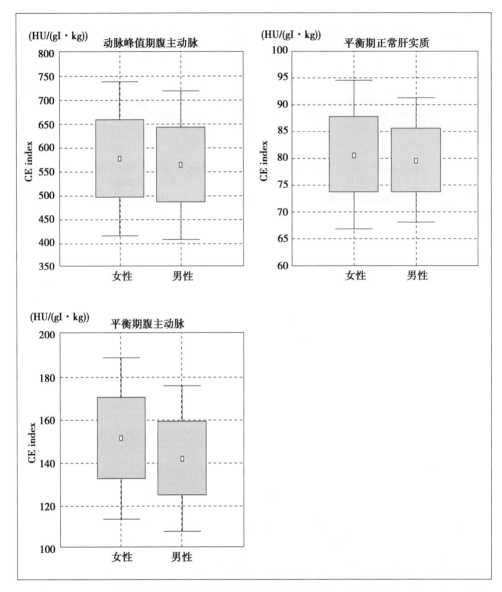

图 2-42   性别差异与增强效果指数(CE index)的关系

男性的各个部位都显示了较低的增强效果指数,特别在平衡期腹主动脉上可以观察到统计学上显著的差异($p<0.001$)。由于平均体重相差约 7kg,因此可以看出体格对增强效果指数的影响

(3) 年龄

非离子型对比剂的大部分会通过肾脏排泄到尿液中。肾脏排泄功能中,肾小球过滤与对比剂排泄有关。也就是说,如果肾小球滤过率较低,残留在体内的对比剂增加,从而会对增强效果产生影响。根据 Rowe 等人的数据,拥有正常肾功能的人群在 40 岁以后,年龄每增加 10 岁其肾小球滤过率会相应降低[5~7]。为了验证此数据,我们将年龄以 10 岁分组,比较各年龄组之间的增强效果指数。图 2-43 为平衡期各内脏器官的结果。40 岁以下人群的数据很少,差异较大,数据可信度较低。但可以看到随着年龄上升,正常肝实质、腹主动脉的增

强效果指数增加。这一变化与肾小球过滤功能随年龄增加而下降相符合,因此可确定其对增强效果的影响。此外老年人体内水分大约比成年人少10%,也会对增强效果产生影响。也就是说,尿排泄量在基准范围内时,对老年人注射的对比剂用量少于成年人用量,就能获得与成年人同等的增强效果。Birnbaum等人发现年龄对肾实质期(nephrographic phase)的正确扫描时间存在影响[8],因此可以认为,肾功能随着年龄增加而降低,对增强效果也会产生影响。因此,为了减轻对比剂对老年人肾脏及身体的负担,需要制定年龄系数,以减少对老年人注射的碘量。

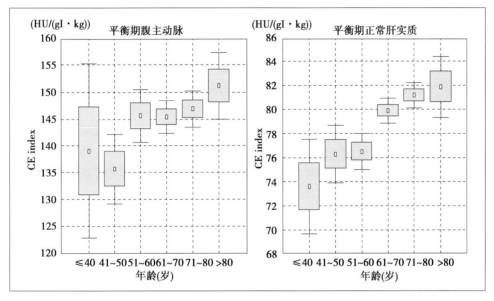

图 2-43　年龄与增强效果指数(CE index)的关系

随着年龄增加,增强效果指数上升。肾功能随着年龄增加而降低,对增强效果产生影响

　　以上是在实验数据的基础上,对体重(体表面积)、性别、年龄对增强效果的影响进行的详细分析。对比剂用量不应该统一,而是要根据检查目的调整使用量,从而获得标准化的增强效果,提高可重复性。并且必须对每个检查方案规范单位注射碘量,根据受检者的体重计算碘用量。在临床实践中,有可能会获得超过一定水平的稳定的增强效果,但今后,在进行更为详尽的设定时,体重系数也应该成为一项考虑因素。此外还必须尽快制定年龄系数,减轻对老年人身体带来的负担。

2. 扫描因素

　　在CT增强检查时,必须根据检查目的,规范对比剂用量及注射方法。除受检者因素以外,CT设备的性能对CT增强的成像质量也有很大影响。多层螺旋CT设备问世后,在扫描时间缩短、层厚变薄的条件下,也能获得较小的部分容积效应图像。但是,由于受检者一次屏气时进行多次扫描、图像层厚很薄就需要增加射线剂量、图像噪声和对X线球管的负荷也会增加,因此必须设定正确的扫描条件。而且,不同的CT设备其性能和图像质量各不相同,因此必须仔细研究各医院的扫描条件。

也就是说,如何使 CT 增强检查的图像质量在提高增强对比效果,或者保持增强效果的同时,减少扫描射线剂量。CT 设备的低对比敏感度[9]对增强效果的评估至关重要。在本章节将对 CT 设备的性能、扫描条件以及增强效果进行说明。

(1) 扫描射线剂量

扫描射线剂量是影响增强效果的因素之一。扫描射线剂量不会影响图像对比度本身,但会影响图像噪声。

扫描射线剂量〔mAs 值:X 线球管电流 mA×辐射时间秒(旋转 1 周)〕与图像噪声成反比关系,即 mAs 值增加,图像噪声降低。尤其对于微小病变,图像噪声增加会导致 CT 值出现差异,无法正确地形成客观的图像,从而无法检测出病灶。该性能被称为"低对比度分辨率",表示能检测出微小病变的能力。另外,随着图像噪声增加,当在扫描病变和正常组织之间的血流动态的细微差异时,或者扫描与相邻正常组织之间的 CT 值的差异时,由于 CT 值的偏差而无法检测出病变部位。该性能被称为"低对比度检出性能",即可以检测到的最微小 CT 值差异病变的能力。低对比度分辨率和低对比度检出性能统称为低对比敏感度[9~12]。

我们用几种稀释的对比剂体模,对扫描射线剂量的变化引起增强效果变化进行研究发现,随着扫描射线剂量增加,低对比度分辨率相应提高(图 2-44)。然而,增加扫描射线剂量会引发一些问题,例如受检者的辐射剂量增加,X 线球管的负荷增加等。所以我们必须权衡两者的关系,决定最佳扫描射线剂量。

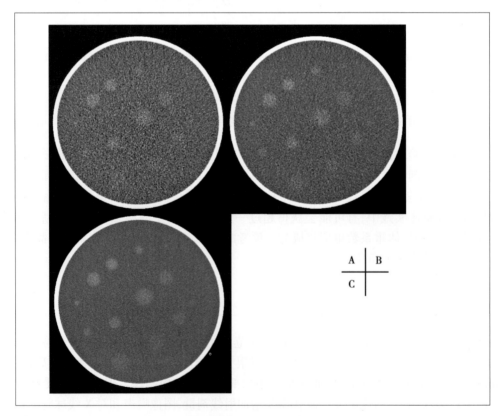

图 2-44   不同扫描射线剂量引起的增强效果变化
A. 100mAs;B. 200mAs;C. 400mAs

近年来随着多层螺旋 CT(MDCT)的问世,应用 3D 图像或 MPR 图像进行诊断的后处理技术越来越多。在这种情况下,由于需要对薄层图像进行图像重建,图像噪声也会增加。尤其是 3D 图像是通过 CT 值的阈值处理后重建的,如果检查部位对比剂部分的 CT 值出现偏差,则血管表面将出现凹凸不平,难以准确测量其直径。而自动毫安技术开发出来以后,可以将扫描射线剂量控制在最低限度,扫描射线剂量低于不带自动毫安技术的 CT 设备。

为了获得良好的 3D 图像和 MPR 图像,通常选择螺旋扫描。在螺旋扫描中,图像噪声会因螺距设定(相对于 X 线束宽度的进床距离)而变化,因此改变了增强效果。采用小螺距扫描时,数据会非常密集。由于用来创建 1 个图像的数据(通过实际照射到的射线获得的数据)较多,所以图像噪声较小。选择大螺距时,数据变得非常粗糙,图像噪声变大。因此,选择大螺距时,需要通过增加扫描射线剂量来降低图像噪声。不同的 CT 设备的螺距与图像噪声的关系各不相同。

由于单层螺旋 CT(SDCT)设备在轴向上只有一排,因此实际数据和相对数据总是收集不同的数据。但是 4 排多层螺旋 CT(4DAS MDCT)通过特定的螺距,实际数据和相对数据重叠,可以收集到相同的数据。因此,螺距和图像噪声之间的关系表现为特定的图形。而 16 排螺旋 CT 设备(16DAS MDCT)收集数据的方式与 4DAS 一样,但由于在躯体轴向上有 16 排探测器,收集到的数据量远远大于 4DAS。因此,图像噪声和螺距之间没有特定的关系(图 2-45)。

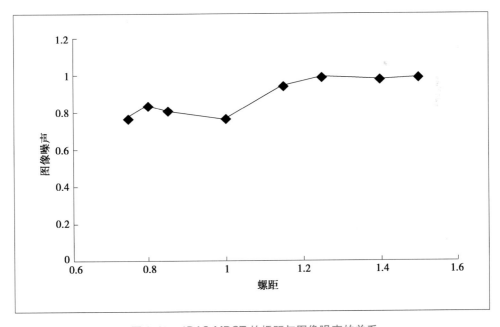

图 2-45　4DAS MDCT 的螺距与图像噪声的关系

图 2-46A、B 中,以某公司制造的多层螺旋扫描 CT 设备的 sure view 功能为例,为降低因螺距而变大的图像噪声,将扫描射线量设定为有效扫描射线剂量(effective mAs)(图 2-46A、B)。

(2) X 线能量

1) 对比剂(碘元素:iodine)的物理特性

对比剂(碘原子)的 X 线能量(有效能量)与衰减系数为反比关系(图 2-47)。这里,有效

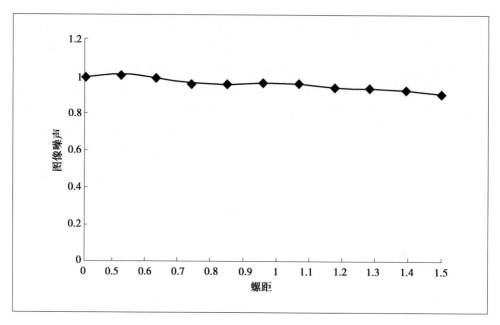

图 2-46A   16DAS MDCT 的图像噪声

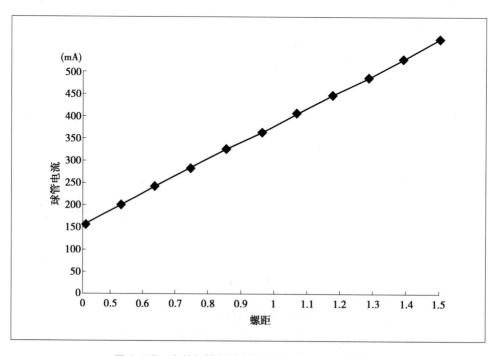

图 2-46B   有效扫描射线剂量（effective mAs）的特性

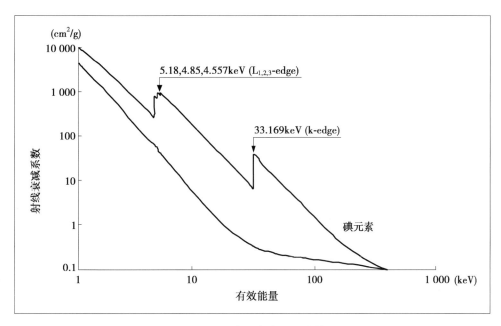

图 2-47　碘元素的能量特性

能量是指连续 X 线的代表值,表示用连续的 X 线照射滤线器(铝、铜等某种特定物质)上,其厚度等于透射的 X 线剂量减半的厚度(半价层)的单能量 γ 射线的能量值。

　　有的部分随着射入的 X 线能量的增加,迅速吸收大量 X 线。这部分被称为 K 吸收边缘,是由于存在于原子周围的电子(K 层,2 个)与射入 X 线之间的相互作用,K 层上的电子被反射,同时射入的 X 线消耗掉所有能量而造成的现象(光电效应)(图 2-48A)。而且在 X 线能量较低的部分,K 层外面还有 L 和 M 层两个吸收边缘。用临床上的 CT 图像来说明的话,以人体组织(即图片中的水)为基准线,使用 K 吸收边缘的 X 线能量,就能获得增强效果较好的图像。随着能量增加,X 线吸收逐渐减少。这减少了光电效应的比例,康普顿效应的影响变得更大。康普顿效应是指,与光电效应一样,射入的 X 线和电子相互作用将电子(反冲电子)反射出去,但 X 线能量仍然沿着剩余散射射线的方向飞行的现象(图 2-48B)。由于散射射线和透过人体的 X 线能量很高,因此 CT 图像上的增强效果降低。

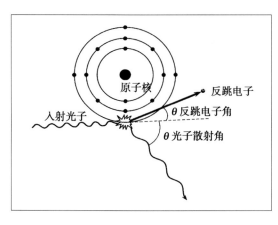

图 2-48A　光电效应

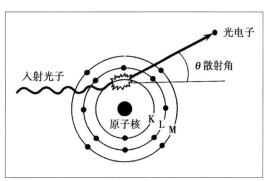

图 2-48B　康普顿效应

2）X 线能量差异对增强效果的影响

作者每天使用不同公司生产的各种 CT 设备进行扫描时，体会到存在的差异。由于设备的原理不同，其操作性和图像质量的差异非常明显。性能（探测器的灵敏度和特性）、图像重建方法和 X 线照射量等也是造成增强效果存在较大差异的因素。用户无法更改设备性能以及图像重建方法。正如前页所述，对比剂受 X 线照射量的影响很大，扫描管电压与之对应，是非常容易改变的因素。在这里我们将对 CT 增强检查中 X 线能量对增强效果的影响进行说明[13~19]。

（3）不同管电压产生的影响

前面已经说明了 X 线照射量受对比剂影响很大。在临床实践中，扫描条件中的管电压设定是决定 X 线照射量的因素，一般 CT 检查时将管电压设为 120kV。120kV 的有效能量为 50keV 左右。在临床观察中采用比 K 吸收边缘高约 20keV 的 X 线能量进行扫描。管电压的设定因 CT 设备而异，可以设定 80~140kV 几种管电压。表 2-3 为测量的 CT 设备各管电压的有效能量。80kV 时有效能量为 41.2keV，并且使用接近 K 吸收边缘的 X 线能量。这表明，与 120kV 相比，由光电效应引起的 X 线衰减增加，增强效果得到改善。在腹部 CT 检查中，不同管电压显示的强化程度有较大增强效果差异，提高对比剂 CT 值会提高信噪比，因此，比较正常肝实质的 CT 值时，低管电压的增强效果更高。特别在肝脏检查时，可检查出正常组织中存在的病变。由于正常组织与病变部位都被强化，所以是否能将对比剂非常微小的强化差异做出鲜明的对比就显得异常重要。在模拟血流的体模中，测量应用不同管电压扫描所引起的血药浓度曲线的差异，可以发现，与 120kV 相比，CT 值在 100kV 下增加 1.25 倍，在 80kV 下增加 1.85 倍。而且，如果提高对比剂注射速率，CT 值会进一步提高。可以看出，管电压的设定能够改变其强化程度（图 2-49A、B、C）。用较低的管电压扫描使 CT 值上升的原理应用于临床时，具有以下两个意义。一个是用与之前相同的对比剂用量可检测出对比度很小的微小病变。另一个是由于 X 线照射量较低可以减少使用的对比剂用量（图 2-50A、B）。特别是在后续的检查中，即使减少对比剂总用量，也可以获得与 120kV 几乎相同的强化程度增强效果（图 2-51）[23~25]。

表 2-3　不同扫描管电压、不同 CT 设备的效能

kV	Hispeed Advantage RP		QX/I		X-Vigor		Aquilion 4		Aquilion 16		Somatom Plus 4		Volume zoom		Sensation 16	
	head	body	head	body	small	large	small	large	small	large	small	large	small	large	small	large
80	39.5	41.2	42.1	45.8	42.1	39.1	41.5	39.4	38	37.2	38.6	46.4	46.1	51.3	47.5	54.1
100	41.2	43.3	46.2	50.3	45.9	43.9	46.3	43	43	41.8	41.5	50.3	48.6	54.7	50.6	58.4
120	46.9	48.5	50.3	55.3	48.5	45.6	48.1	46.3	47	45.3	46.5	54.9	52.6	61.8	55.3	64.3
135					51.4	49.2	51.7	49.7	50	46						
140	50.8	53.5	52.4	58.5											59.1	66.8

由于 X 线探测器的灵敏度特性因射入 X 线剂量的差异而不同，当使用低管电压时，X 线穿透力变弱，使得射入探测器内的 X 线量减少。因此图像噪声增加，必须增加扫描射线剂量。

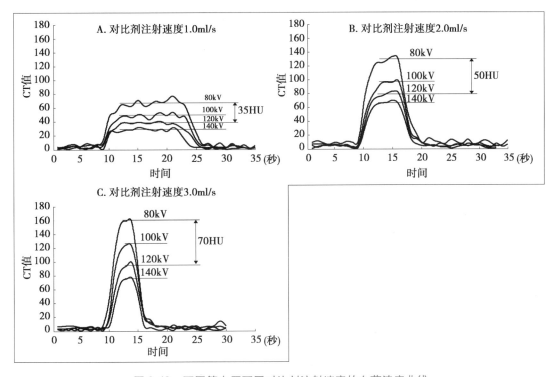

图 2-49　不同管电压不同对比剂注射速率的血药浓度曲线

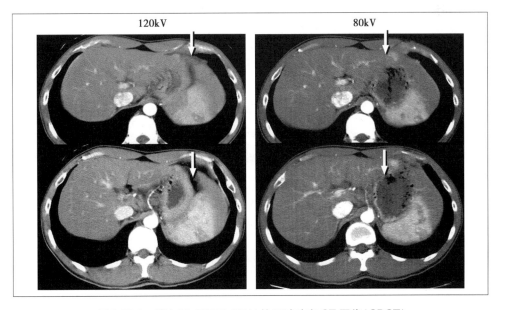

图 2-50A　管电压 120kV、80kV 的肝脏动态 CT 图像（SDCT）

7mm 层厚,螺距 1.5;图像重建函数:soft,300mgI/ml,2.0ml/kg,3.0ml/s;延迟时间 40 秒

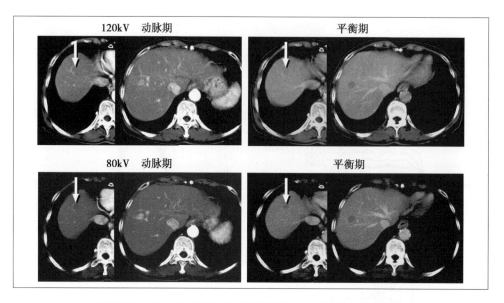

图 2-50B　管电压 120kV、80kV 的肝脏动态 CT 图像(SDCT)

7mm 层厚、螺距 1.5;图像重建函数:soft,300mgI/ml,2.0ml/kg,3.0ml/s;延迟时间:38 秒、120 秒

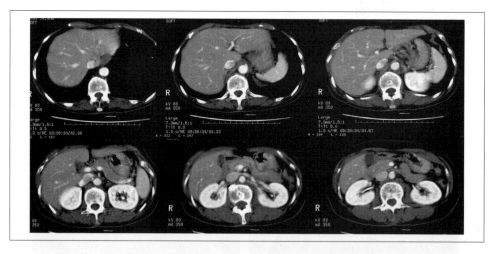

图 2-51　低管电压扫描对减少对比剂用量的影响

80kV,350mAs,7mm 层厚;图像重建函数:标准,300mgI/ml,1.0ml/s,1.3ml/kg;延迟时间:100 秒

　　所以,选择管电压时应通过信噪比来优化信号的增加和图像噪声的增加,并根据目的进行设定。

　　(4) 受检者体格差异造成的影响

　　在日常 CT 检查中,受检者体格各有不同。有的人体格大、有的人体格小;有的人脂肪多,有的人肌肉多。不同体格,X 线在体内的吸收和散射会各不相同,X 线能量分布发生变化,因此增强效果会出现差异。

用椭圆型体模测量因受检者体格差异引起的增强效果的变化(图 2-52)。将直径 20cm 的亚克力容器作为体模中心部位,用琼脂制作各个对比剂稀释部分和无对比剂部分。并在周围放置相当于人体组织的体模,测量直径 28cm、33cm、38cm 三种被扫描物体的增强效果的变化。对比剂稀释率为 70~110 倍时,随着被扫描物体的尺寸变大,对比剂部分的 CT 值降低;无对比剂的周边底部的 CT 值基本没有发生变化,因此增强效果降低(图 2-53)。在该实验中,为了研究增强效果的变化,对扫描射线剂量进行设定,以获得相同的标准差(SD

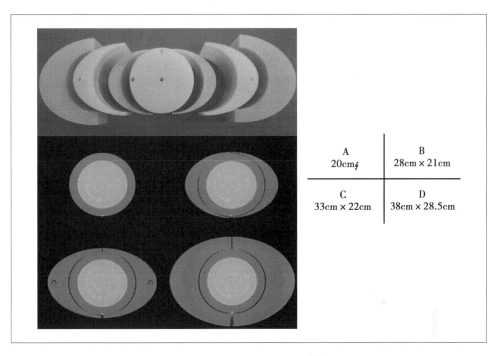

图 2-52　不同尺寸的体模[25]

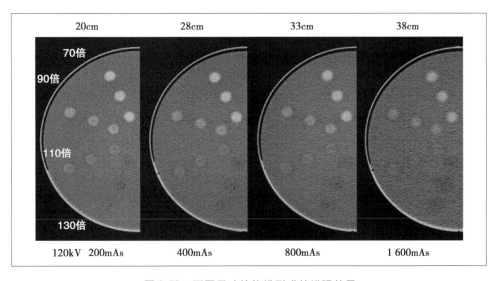

图 2-53　不同尺寸的体模形成的增强效果

值)。但在实际临床实践中,对扫描射线剂量有限制,因此受检者体格较大时,图像噪声增大,会进一步降低增强效果。如果受检者体格较大或者是 X 线吸收率较高的肌肉体质时,透过的 X 线能量为相对较高的能量,能量较低的 X 线则被受检者吸收(射束硬化效应)。此外,由于透过受检者射入探测器内的 X 线量减少,因此图像噪声增加。在临床应用上,则使用高浓度对比剂或增加对比剂总用量,来补偿由于射束硬化效应导致的增强效果降低(图 2-54)。另外,如果受检者体格较小,或者是 X 线吸收率较低的脂肪体质时,由于X 线吸收和散射较小,图像噪声会降低,因此与体格较大的受检者相比,其增强效果较高。

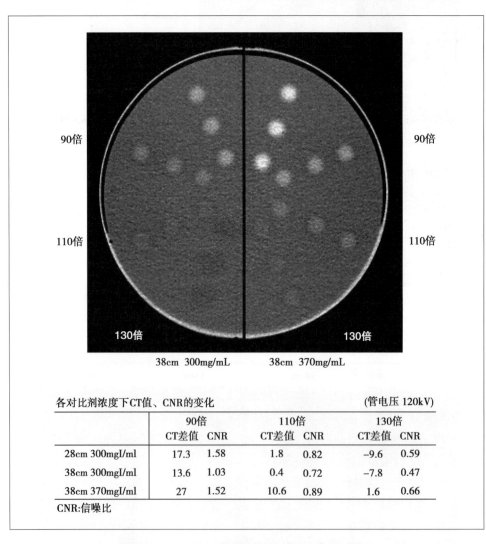

各对比剂浓度下CT值、CNR的变化   (管电压 120kV)

	90倍		110倍		130倍	
	CT差值	CNR	CT差值	CNR	CT差值	CNR
28cm 300mgI/ml	17.3	1.58	1.8	0.82	−9.6	0.59
38cm 300mgI/ml	13.6	1.03	0.4	0.72	−7.8	0.47
38cm 370mgI/ml	27	1.52	10.6	0.89	1.6	0.66

CNR:信噪比

图 2-54   大型体模对高浓度对比剂使用的影响

因此,可以使用较低浓度的对比剂或减少对比剂总注射量。在前一节我们已经证明了体重与对比剂总用量相关而且成比例,但体重特别小或特别大的情况下,由于受到 X 线能量的影响,无法证明体重与对比剂总用量之间存在同样的关系,因此很难决定对比剂的浓度或用量[21]。尤其对婴幼儿的 CT 增强检查,在决定对比剂总用量时,首先要考虑减少受检者的被辐射剂量,因此近年来使用 80kV 的管电压逐渐成为常识[26~28]。如第 52 页所述,使用 80kV 的管电压时,增强效果会随着有效能量的降低而增加。我们可以利用与普通成人相比,受检者体格较小、X 线吸收较少,因此图像噪声增加较少的特点,减少对比剂总用量(图 2-55)。然而,究竟对比剂总用量可以减少多少,因增强效果会随着 CT 设备和性能等发生变化,因此,每个医院必须充分考虑各个因素后决定用量。

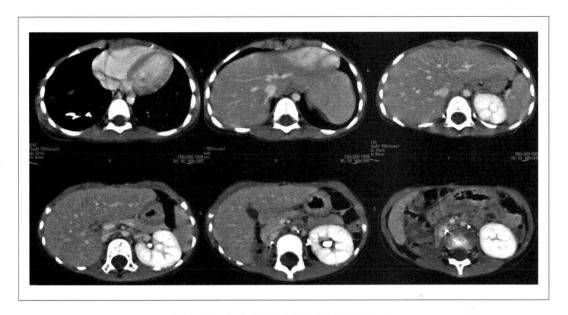

图 2-55　幼儿 CT 检查的增强效果(SDCT)

4 岁女童恶性淋巴瘤
80kV,150mAs(effective),0.5 秒/rot,5mm 层厚(0.75mm 探测器宽度),B41f,螺距:0.9,CARE Dose(+),300mgI/ml,1.2ml/kg,延迟时间:注射结束时

(5) 不同 CT 设备的影响

表 2-3(第 62 页)显示了用铝吸收法测量半价层而得出的各种 CT 设备的有效能量。可以看出,有效能量因 CT 设备不同而不同。这是由于每个 CT 设备使用的固定过滤板(材料和厚度)、楔形过滤板以及使用的 X 线探测器的检测效率等存在差异而造成的。而且,由于同一台 CT 设备的校准范围不同,使用的楔形过滤板也不一样,因此有效能量也不同。用各个 CT 设备扫描稀释过的对比剂体模,并测量对比剂部分的 CT 值时,即使所有 CT 设备的扫描管电压都设为 120kV,获得的 CT 值还是有很大差异。可以看出,各 CT 设备使用不同稀释浓度的对比剂,其 CT 值存在差异,所以增强效果也不同(表 2-4)。在临床上,如果使用 CT 值较低的 CT 设备检查实质内脏器官,为了获得相同的强化程度,增强效果就必须增加对比剂用量。在血管成像时,需要增加对比剂用量,或者提高注射速率。注射速率提高后,血药浓度曲线的峰值宽度变窄,扫描时间受到限制。对于用 MDCT 的检查来说,这并没有什么问题,因为 MDCT 的扫描时间较短。但如果用 SDCT 检查,因为扫描时间较长,需要调整扫描时间。

表 2-4 不同对比剂稀释率、不同 CT 设备的 CT 值差异

稀释率	a	b	c	d
1/50	129.8	135.5	151	133.4
1/100	70.7	76	86.22	75.8
1/150	40	45.5	53.15	49.5
1/200	29.5	35.7	43.98	35.2

如上所述,CT 值原则上是绝对值,但 CT 值因目前的各种 CT 设备而异,因此具有很强的相对值的含义。因此,增强效果的差异确实取决于不同的 CT 设备,但我们不能将这种差异当作评价 CT 设备好坏的标准。X 线照射量确实会影响增强效果,所以我们必须了解所使用的 CT 设备的特点,知道如何提高增强效果。

(6) 其他因素

影响增强效果的其他因素还包括层厚和图像重建函数。层厚越薄,射入探测器内的 X 线量越少,因此图像噪声变大。在创建 3D 图像或 MPR 图像时,必须使用较薄的图像进行重建,因此增强效果较低。因为必须使用用于软组织(边缘锐化较弱)部分的图像重建函数,所以分辨率降低。像这样,增强效果不仅与层厚和图像重建函数相关,还与各项扫描条件紧密相关,必须根据检查目的进行优化。

3. 窗宽和窗位功能

在增强检查中,考虑 CT 增强值(EU)时,首先要考虑的是用于该检查目的的最终使用方法。使用方法大致可以分为:像横截面和 MPR 那样,将获得的 CT 值用窗宽(window width,WW)和窗位(window level,WL)切割后使用;以及像 3D-CTA 那样,将某个 CT 值二值化处理后使用。在很多医院,CT 图像最终被打印成胶片使用。CT 设备将 X 线吸收系数值转换为 CT 值,并制作成图像数据。根据检查目的,将该数据用 WW-WL 切割后根据灰度尺(按等级从白到黑逐步变化)转换为亮度信号输出到显示器上。最终按照胶片的灰度尺成像。根据 WW-WL 的关系以及特征,可以决定必要的 CT 增强值(EU)。在胶片上成像时,将监视器信号转变为大约 10bit(1024 灰度值)写入图像。实际上,正常人从 CT 图像上可识别的灰度约为 16~18 个灰度值(胶片灰度值 0.15)。而且,需要观察显示器屏幕,并将其输出到胶片,因此必须很好地控制灰度。图 2-56 为 WW-WL 变化时灰度尺和 CT 值的变化。由于灰度尺保持不变,WW-WL 变化时,WL 指定的 CT 值为灰度尺中心的灰度值,灰度尺最大灰度值(白色)为 WW/2+WL,最小灰度值(黑色)为 WW/2-WL。超过该范围的所有 CT 值都会变成相同灰度的白色或黑色,无法被显示。

WW 值保持不变,WL 变化时,可显示的 CT 值范围是恒定的,并且以 WL 指定的 CT 值为中心,±相同的 CT 值(WW/2)。由于 WW 没有变化,因此每个灰度值都不会改变(图 2-56A)。

如果 WL 值保持不变,WW 变化时,无论 WW 值是多少,都以 WL 指定的 CT 值为灰度尺中心的灰度值,±相同的 CT 值(WW/2)。而且,优化为 1 个灰阶的灰度值会随着 WW 值而

改变。(图 2-56B)。这是增强检查中非常重要的一点,可将 WL 值作为绝对值,需要通过调整 WW 值来保证增强效果。

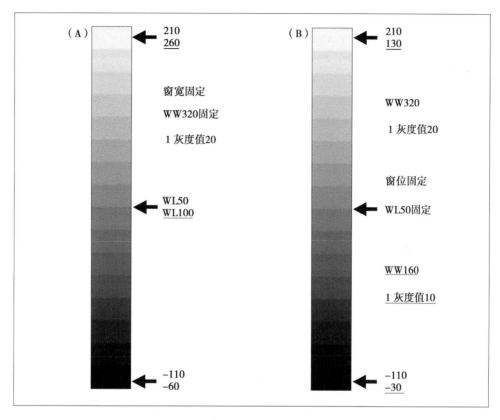

图 2-56　灰度尺与 WW-WL 的关系
优化后相邻灰阶的 CT 值会随着 WW 值而改变

(1) 根据检查目的来确定 WW・WL

图 2-57 为头部 CT 图像的 WW・WL 变化时,灰度尺与 CT 值的关系。在头部 CT 图像中,一般扫描为白色和灰色以便于在胶片上识别,但是白色和灰色的 CT 值仅相差 5HU 左右。为了在胶片上显示这个差异,需要将 1 个灰度级设置为 CT 值 5HU,将 WW 值缩小在 80HU(5HU×16 = 80HU)左右。与此同时,需要将图像 SD 设为±5 或更小,所以需要有足够的射线剂量。

在躯干 CT 图像中显示组织的 CT 值分布在很宽的范围内,需要根据检查目的改变 WW・WL(图 2-58)。在增强检查对肝脏等实质内脏器官进行定性检查时,要缩小 WW,使 EU 差值尽量小。但如果要检查的是纵隔部和整个腹部,就需要判断空气(气体)和脂肪,因此需使用较宽的 WW。现在假设以 WW160 扫描腹部 CT 图像,那么 160/16 = 10。如果以 WW320 扫描同样的图像,则为 320/16 = 20。如果以 WW160 为基准,WW320 则需要 2 倍的增强效果。

胶片拍摄时的 WW 受到图像 SD(标准偏差)的极大影响。即使想将较小的增强效果尽可能显示出来用肉眼查看,但如果图像的 SD 很差,也无法缩小 WW。SD 与 WW 的关系大约

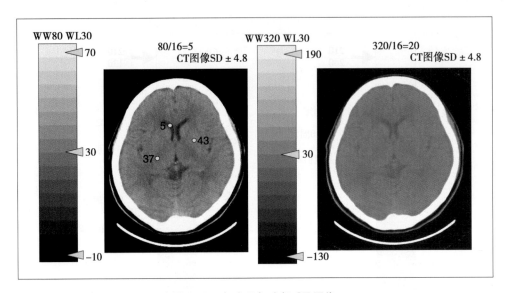

图 2-57　灰度尺与头部 CT 图像

虽然可以根据目的改变 WW,但 WW 的不必要的增加会降低组织间的对比度。恰当地设定 WW 可最大限度获取信息量

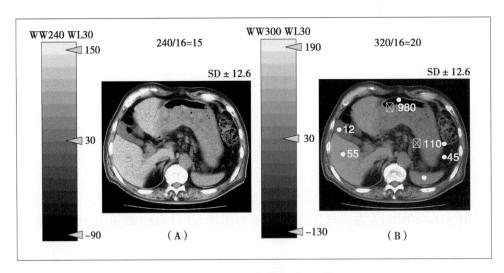

图 2-58　灰度尺与腹部 CT 图像

在腹部 CT 图像中,对肝脏等实质内脏器官进行定性检查时,可以通过减小 WW 来增加组织间的对比度。而且,为了观察整个腹部,有必要将 WW 设得宽一点。但这样一来优化到 1 个灰度级的 CT 值也会变大,因此对比剂的增强效果也必须提高。不能因为检查的目标是腹部,就以此来决定对比剂用量,这是一种错误的认知。而且也有必要根据检查目的来设定最佳射线剂量

为 SD×16＝WW,这是最低可使用的 WW 值。因此,必须合理调整射线剂量以确定合理的对比剂用量,并且碘用量与射线剂量成反比。另外,不充分考虑 WW 原理,用视觉评估法来判断增强效果是没有意义的。此外,如果增加 WW,则一个灰度级的 CT 值将随之增加,会造成增强效果降低,因此轻易不要增加 WW 值。

（2）胶片所见强化效果

1）形态诊断（筛查）

当 CT 值由于对比剂的注入而上升过多时,通过校正 WW·WL,以获得满足检查目的的图像。但这也可以说是过量使用对比剂造成的结果。图 2-59 为纵隔增强检查与灰度尺的关系。由于需要在图像上区分脂肪与空气,因此当 WW 设定为 320 时,CT 峰值为 320/2+30＝190,190 以上的 CT 值都是相同的。接下来对比剂的 CT 增强值（EU）为 190−30＝160,对比剂用量不要超过该值。另外,为识别血管,至少需要 2 个灰度级的 EU。因此,WW320,16 灰阶时,1 个灰阶需要的 CT 值为 320/16＝20,对于 2 个灰阶,所需的最小 CT 值应该为 20×2＝40EU。

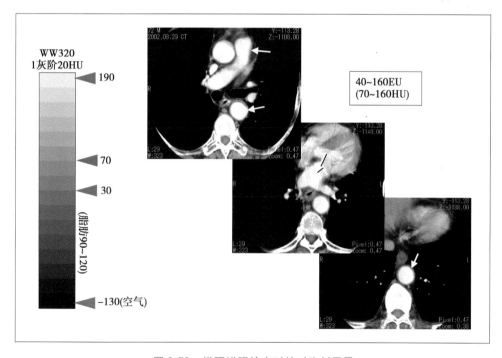

图 2-59　纵隔增强检查时的对比剂用量

对纵隔进行增强检查时需要在图像上判断纵隔上的脂肪和空气。此时,至少需将 WW 设为 320 左右。WW320 时需要 1 个灰阶 20EU 的增强效果,为了识别增强效果,需要 2 个灰阶 40EU 的效果。另外,这种情况下,CT 峰值为 160EU,因此增强效果超过 160EU 的部分是没有必要的,但在扫描直径很细的血管时,CT 值会因部分容积而降低,因此,与扫描大血管相比,扫描细血管时使用的对比剂用量更大。因此在设定时也需要注意被扫描物体的大小。而且部分容积会根据使用的层厚发生很大的变化

2）定性诊断

定性诊断中,动脉期的动脉 CT 值被认为是次要结果。这是因为即使将动脉期的动脉 CT 值作为目标值,但动脉 CT 值会因各种参数而变化,因此不能作为绝对指标。另一方面,

平衡期的肝脏CT值随着单位体重的碘用量而变化。因此,平衡期的肝脏CT值可作为绝对指标使用。图2-60为肝脏定性诊断法时的平衡期图像。严格来说,应该用和检查时一样的条件(层厚、螺距和射线剂量)扫描出来的图像的SD决定与体格相等的水体模。但使用强化尽可能均匀的肝脏正常部位的CT值,也不会出现很大误差。在图2-60的SD±13.6的情况下,至少需要2个灰阶以上的差异才能成像,但为了稳妥起见,应确保3个灰阶的EU。因此CT增强值为13.6×3=40.8EU。此外,从SD×16得出13.6×16=218,所以需要以WW218来成像。

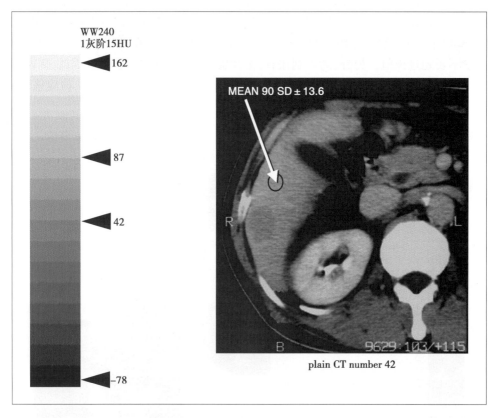

图2-60　肝脏定性诊断时的对比剂用量

在对实质内脏器官进行定性诊断时,在不同的病变和发病期,对比剂的增强效果会发生变化。另外,由于受到各参数的影响,动脉的CT值很难保持稳定,不容易设定最佳值。但是,由于平衡期的增强效果取决于体重和碘用量,因此可以使用WW理论。也就是说,我们要怎样将通过扫描平衡期得出的碘量用在动脉期中

3)平衡期

对于淋巴瘤等需要做全身检查的肿瘤,通常只做一次平衡期的检查。为了区别脂肪和空气,扫描WW设为320,1个灰阶是320/16=20。如图2-61所示,单相注射时必须将实质内脏器官提高2个灰阶,因此需要40EU。接下来在双期注射时,为了提高动脉CT值,以便于在图像上识别,需要注射少量的对比剂。这种情况下,只要提高1个灰阶就足以识别,因此需注射相应的对比剂用量以提高20EU。而且,为了获得均匀增强效果而放缓注射速率时,会受到动脉期残留对比剂成分的影响。因此需要以相对缓慢速率注射后,暂停一段时

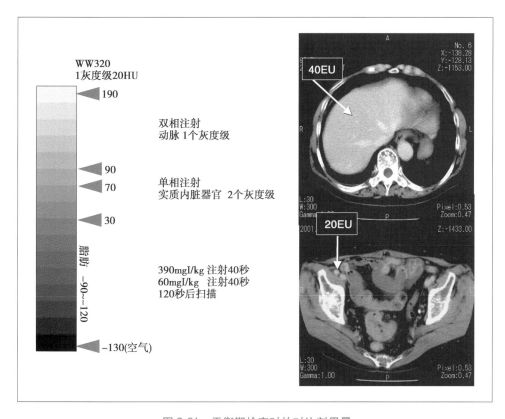

图 2-61　平衡期检查时的对比剂用量

在进行平衡期筛查时,不是从时间尺度来观察增强效果,而要检测出是否存在增强效果
因此应尽量避免受到动脉期对比剂成分的影响,使整体达到均匀的增强效果
如果注射速率缓慢,就会受到动脉期对比剂成分的影响,所以需要以亚高速率注射后,停止一段时间来排除动脉期对比剂成分,从而获得均匀的增强效果
也可在暂停注射后再注射不会受到动脉期对比剂成分影响的少量对比剂,使动脉 CT 值上升,这样更便于识别图像上的动脉

间,以获得均匀的平衡期。

4）3D-CTA

3D 为形态诊断,因此必须获得足够的增强效果。但是也应该避免对比剂使用过量而造成身体负荷。3D 图像的成像质量取决于 CT 增强值（EU）和图像 SD。尽管 SD 受到很多参数的影响,但对比剂用量对其影响较大。

（3）合理使用碘量

TDC 的可重复性由 Y 轴的碘量以及 X 轴的注射时间构成。最初就要根据检查目的,将 X 轴的注射时间与检查开始时间标准化。此时,由于检查时间取决于所使用的 CT 设备性能,因此通过确定预计检查范围的层厚,根据水体模算出平均体格的射线剂量,确定 SD。在此数据基础上制定检查方案,临床上改变单位体重的碘量,确定每个方案的测量点,获得 CT 增强值（EU）数据。图 2-62 为本院实际计算出来的各检查方案单位体重的碘量。根据该数据,在预先算出的 SD 基础上,将必需的 CT 增强值转换为碘量。并且,在定性诊断法中,用该方法求出的碘量注射时间,取决于 CT 设备的性能。因此,根据结果反馈修改注射时间,来决定动脉期的强化方案。表2-5和表2-6为本院根据该方法制定的SDCT方案和MDCT方案。

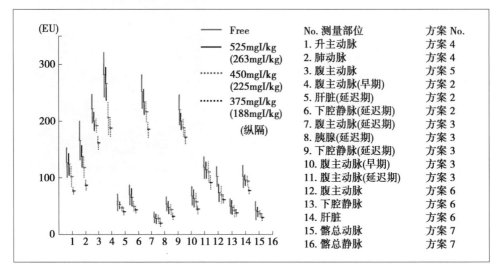

图2-62   不同方案单位体重碘用量的CT值
（根据1994年RSNA数据）

表2-5   单层螺旋CT(SDCT)方案

方案	主要检查部位	变速系数	注射时间（秒）	注射延迟时间（秒）	扫描开始时间（秒）	对比剂用量（mgI/kg）
1	肝脏、胰腺	0.3	30		30 70 180	450
2	肝脏	0.3	35		30 180	450
3	胰腺	0.3	50		35 180	450
	肾脏、颈部	0.3	50		35 180或300	375
4	纵隔	0.5	45		35	250
6	颈部	1 1	40 40	70	100	315 60
	上腹部	1 1	40 40	70	100	390 60
7	下腹部(1)	1 1	50		50 180	525
	下腹部(2)	1 1	40 40	90	120	465 60

续表

方案	主要检查部位	变速系数	注射时间（秒）	注射延迟时间（秒）	扫描开始时间（秒）	对比剂用量（mgI/kg）
8	螺旋×1（大范围）	1	40			390
		1	检查时间+10	70	100	60
	螺旋×3	1	40			315
		1	40	70	100	60
		1	40		30	60
			40		30	60
9	静脉系统	1	180		210	525

表 2-6　多层螺旋 CT（MDCT）方案

方案	主要检查部位	变速系数	注射时间（秒）	注射延迟时间（秒）	扫描开始时间（秒）	对比剂用量（mgI/kg）
1	肝脏、胰腺	0.3	35		30	450
					60	
					180	
2	肝脏	0.3	35		30	450
					180	
	肝脏+整个腹部	0.3	35		35	450
					120	
3	胰腺	0.3	35		35	450
					180	
	肾脏、颈部	0.3	35		45	375
					180	
4	纵隔	0.5	45		35	225
5	3D-CTA	0.5	50		注射器同步+PR	450
6	颈部	1	40			315
	（平衡期）	1	40	70	100	60
	颈部~骨盆	1	40			390
	（平衡期）	1	40	70	100	60
7	下腹部（1）	1	50		50	525
					180	
	下腹部（2）	1	40			465
	（平衡期）	1	40	90	120	60
8	静脉系统	1	180		210	525

四、扫描时间计算

1. TDC 统一化的意义及要点

在之前我们已经对 TDC 进行了说明，TDC 具有可重复性，是图像诊断时必不可少的条件。在一般扫描装置的胸部扫描和骨骼扫描中，操作人员要尽量通过胶片浓度（光电倍增管）以及定位等在日常工作中获得可重复性。从 CT 图像解读角度出发，也要求图像能保持一定的水平。该一定的水平包括找到病变、确定病变的性质以及病变随时间变化的过程。任何这些项目都涉及可重复性。那么在 CT 增强检查中如何保证可重复性呢？在螺旋 CT 问世以前，大家都觉得 CT 检查非常耗时。检查时间与可重复性之间存在密切的关系。过去，由于 CT 设备性能尚未达到先进程度，因此 CT 设备的性能主要将焦点放在尽一切可能找到病变，而放弃了可重复性。之后，螺旋 CT 设备问世，但是在扫描检查中已经建立了相应的检查流程。因此，虽然现在多层螺旋 CT 已问世，但在增强检查时依然延续着同样的思路。就目前的多层螺旋 CT 设备的性能而言，足以满足"找到病变、确定病变的性质并观察病变的时间进程"的要求且绰绰有余。CT 增强检查也绝对离不开图像。那么，如果将绰绰有余的性能倾注在可重复性上会怎样呢？在考虑可重复性时，无论如何都避免不了成像性能（检测性能）。加大对比剂用量，增强效果也会随之提高，可以显现之前看不到的影像。然而，目前的成像性能并非依据增强造影理论，而是靠对比剂用量实现的。调整对比剂用量是当前增强检查的必要事项，但如果不考虑可重复性，就无法正确计算对比剂用量。为了正确计算对比剂用量，有一种方法是先假设某种病变，然后设定检测这种病变需要的对比剂用量。但在这里，我们将说明根据 CT 图像正确计算对比剂用量的理论。

（1）受检者之间的可重复性

图 2-63 为单层螺旋 CT（SDCT）采用肝脏定性检查方法扫描的图像。目前，对于同样的检查目的，一般都采取时间固定法进行检查，此时最重要的前提条件是获得统一的 TDC。图 2-64 为该方法以及碘剂量固定但注射时间变化的 TDC。在进行肝脏定性检查时，如果根据操作人员的想法以及当时的情况随时改变对比剂注射方法，则不可能始终获得图 2-63 的图像。受检者之间如要获得可重复性，就需要统一注射时间和扫描时间。

（2）相同受检者之间的可重复性

图 2-65 为碘用量和注射时间固定，用非螺旋 CT 设备进行扫描床固定的动态扫描，得到不同体重的数据结果。体重越轻，CT 值越大，对比剂的对比效果取决于体重。图 2-66 显示了相同受检者在不同时间扫描的数据变化。受检者的体重在 5 个月内减轻了 15kg，如果扫描时的碘用量不变，那么根据这个结果，我们能得出什么结论？是增强效果随病程发展而提高，还是因体重减轻而提高？本医院是根据体重来调整碘量的，从图 2-66 的结果可以判断

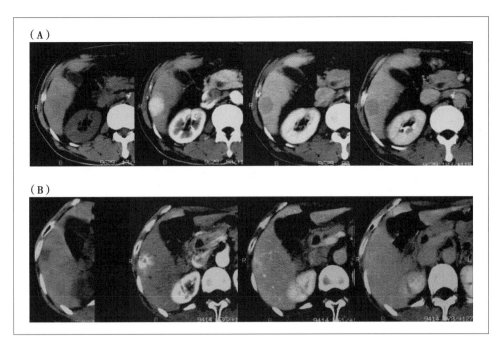

图 2-63　用 SDCT 进行肝脏定性诊断

（CT 设备：900S，5mm，7.5mm／s，扫描时间：扫描前·30 秒·70 秒·180 秒，对比剂用量：450mgI／kg）

（A）肝细胞癌：体重 55kg，24.8gI（300mgI，82ml）

（B）肝血管瘤：体重 62kg，27.9gI（300mgI，93ml）

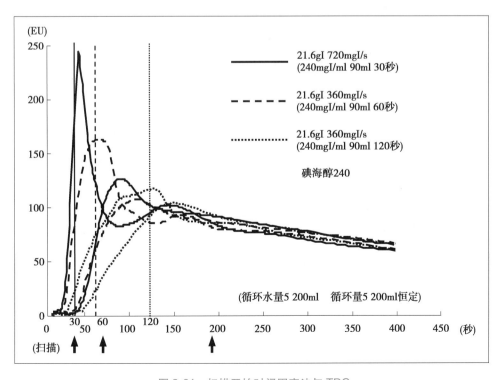

图 2-64　扫描开始时间固定法与 TDC

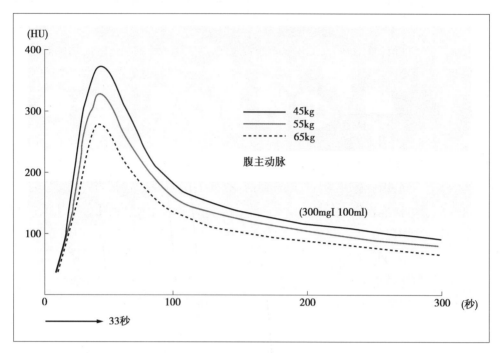

图 2-65　不同体重的 CT 值变化
（来自非螺旋 CT 设备的扫描床固定的动态扫描数据）

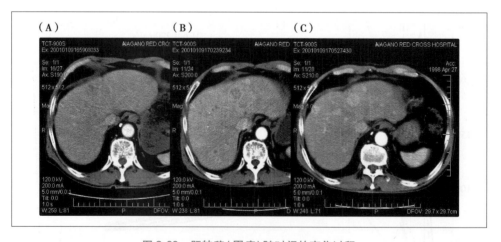

图 2-66　肝转移（胃癌）随时间的变化过程
CT 设备：900S,5mm,7.5mm/s
扫描时间：30 秒
对比剂用量：450mgI/kg
（A）1997/11/03,体重：65kg,29.3gI
（B）1998/01/9,体重：60kg,27.0gI
（C）1998/04/27,体重：50kg,22.5gI

是病程发展使增强效果提高了。对于相同受检者的可重复性,前后几次扫描的碘用量和注射时间必须统一。

可重复性和正确计算对比剂用量不能分开考虑,TDC 是否统一决定了增强检查时能否获得可重复性。另外,即使 TDC 在 X 轴方向(注射时间)统一,也不能获得可重复性,只有当 Y 轴方向(CT 值:碘用量)也统一时,才能获得可重复性。

(3) 为获得可重复性而采取的注射方法

图 2-67 显示的是注射时间(秒)、体重(kg)和使用量(ml)固定,对比剂浓度(mgI/ml)不同的 TDC。让我们来稍微改变一下这个 TDC 的解读方法:由于注射速率(mgI/s),即单位体重/时间的碘量不同,因此碘用量(gI)和注射时间(秒)固定不变,这是当前较多采取的注射方法。这个注射方法能获得统一的 TDC,因此也成为获得可重复性的手段。从该图可以看出,由于注射时间固定为 35 秒,所以 CT 峰值达峰时间(秒)是统一的。但如果对比剂用量(ml)固定,而碘用量(gI)变化,则 CT 峰值发生变化。因此必须统一碘用量,而不是对比剂用量(ml)。图 2-68 显示了碘用量(gI)统一(并非对比剂用量(ml)),注射速率(ml/s)固定的 TDC 图(注意:如果以 mgI/s 为单位,则注射速率不同)。由于对比剂浓度(mgI/ml)不同,如果碘用量(gI)统一,虽然对比剂用量(ml)不一样,但注射速率(ml/s)不变,因此注射时间(秒)不同,到达 CT 峰值的时间也不会统一。而且,由于碘用量(gI)固定,到达 CT 峰值的时

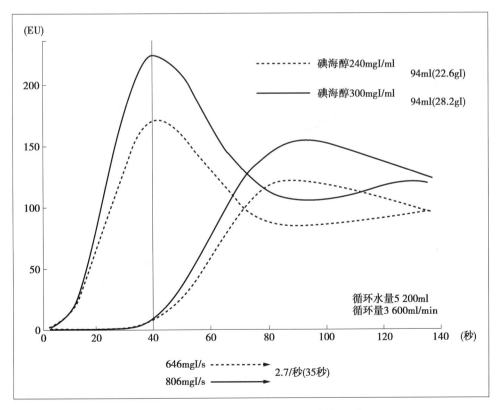

图 2-67　不同碘含量(mgI/ml)形成的 TDC

使用注射总量(ml)和注射速率(ml/s)为主要考虑因素的扫描方法,TDC 会发生变化

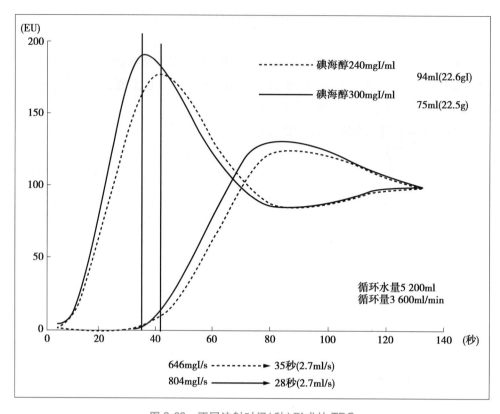

图 2-68 不同注射时间（秒）形成的 TDC

碘用量一样。对比剂注射总量不同。因此，当注射速率固定时，注射时间变化，因此 TDC
变化

间最后会统一。在图 2-69 中，为了使注射时间（秒）统一，改变了注射速率（ml/s）。这样就
可以使 TDC 统一［此时，注射速率（mgI/s）也统一］。由此，采取"每单位体重的碘用量（mgI/
kg）和注射时间（秒）固定不变"的注射方法，可以获得 TDC 的可重复性。

2. 扫描时间的预测

　　与单层螺旋 CT（SDCT）相比，近年来用于常规检查的多层螺旋 CT（MDCT）可以在短时
间内扫描更大范围，因此，需要严格设置扫描时间。如果扫描时间设置正确，可获得具有高
诊断能力的信息，但如果扫描时间错误，则整个检查失去意义。尤其在肝脏和胰腺等的动态
增强检查（dynamic study）和血管系统的 3D-CT 中，受扫描时间的影响很大。

　　CT 增强检查的扫描时间设定方法分为固定法[29]、小剂量峰值测试法[30~32]和计算机辅
助团注追踪法[33,34]。计算机辅助团注跟踪法又分为半自动团注跟踪法（在实时图像和图形
中监视某个位置的 CT 值，超过阈值时开始手动拍摄[35]；visual cue triggering[36]）和自动团注
跟踪法（超过阈值时自动开始拍摄[29,37~40]；automated ROI threshold triggering[36]、real-time bo-
lus tracking[41]）。

（1）小剂量峰值测试法（test bolus injection）

　　小剂量峰值测试法是在主检查以外，以与主检查相同的速率注入 10~20ml 的对比剂，并

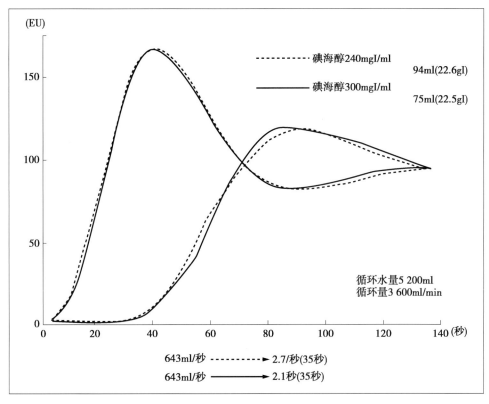

图 2-69　不同流速(ml/s)形成的 TDC
如果保持碘用量和注射时间固定,则可使 TDC 固定

且以低辐射量连续扫描相同截面,监视大血管 CT 值随时间的变化(图 2-70)。这个方法也可用在不带监视功能或专用软件的装置上,但是会导致对比剂使用总量增加、检查时间延长等。另外,注射的对比剂在进行主检查时被排泄到肾盂和输尿管中,可能会产生高密度伪影。

详细内容在"建立 TDC 以了解对比剂动态"一节中有具体说明,但采取小剂量峰值测试法只能掌握对比剂到达监测位置的时间,而峰值时间并不一致。

(2)计算机辅助团注跟踪法

该方法包括上述半自动团注跟踪法和自动团注跟踪法。作为主检查的一部分,监视某特定目标截面的 CT 值随时间的变化,超过阈值时开始启动扫描。两种方法除了扫描的起始方法不同,其他基本相同,由于是在主检查时一起进行的,不会像小剂量峰值测试法那样导致对比剂总使用量增加或扫描时间延长。因此,这两种方法要求装置带专用功能(监视功能和专用软件),而且由于在开始注射对比剂后约 10 秒进行低剂量扫描,因此在注射时不能充分监测对比剂外渗的问题。

该方法与小剂量峰值测试法一样,监视大血管的 CT 值变化(图 2-71),检测出对比剂的到达时间,因此被广为采用。然而,还可以在门静脉等的静脉血管,以及肝脏、脾脏或胰脏等实质内脏器官中设置感兴趣区域(ROI),从获得必要增强效果的位置开始扫描。像这样设定目标器官的 ROI 后,可以在最佳时间获得理想的强化效果[33,35,37,38,42]。

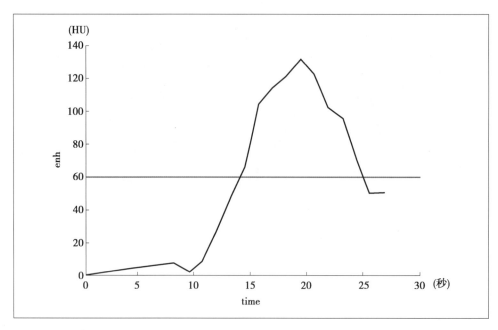

图 2-70 小剂量峰值测试法建立的 TDC
通过小剂量峰值测试法形成的腹主动脉腹腔干分支水平层面的 TDC
以 2.0ml/s 的速率注射 20ml 对比剂
从该图形中,可以判断对比剂到达时间为大约 10 秒

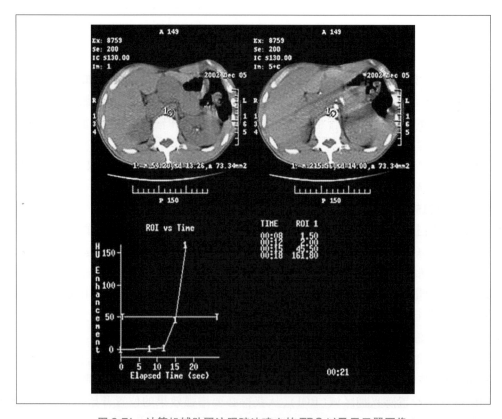

图 2-71 计算机辅助团注跟踪法建立的 TDC 以及显示器图像

（3）建立 TDC 以了解对比剂动态

为了进行正确的增强检查,必须了解对比剂在体内的动态。图 2-72 显示了当从右上肢静脉以每秒 2ml 注射 80ml 对比剂时建立的腹主动脉腹腔干分支水平层面的 TDC。从图形中我们能看到,以单期注射方法团注对比剂而建立的 TDC,在经过一定时间后急剧上升,然后持续缓慢上升。达峰后,迅速下降。然而,这样的 TDC 是对比剂第一次通过时的浓度变化而建立的。缓慢注射时,因为会受到对比剂回流的影响,不会出现同样 TDC。

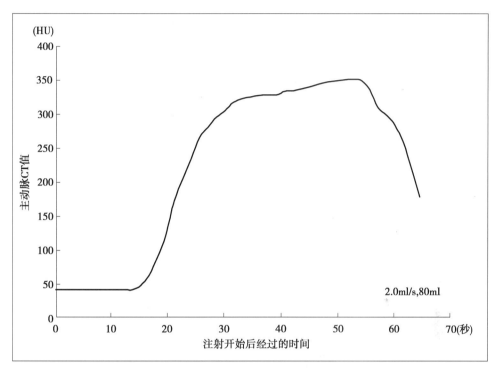

图 2-72　腹主动脉的 TDC 示例
以 2.0ml/s 速率注射 80ml 对比剂
在经过一定时间后 TDC 急剧上升,然后持续缓慢上升
达峰后,迅速下降

可以将对比剂通过某个位置建立 TDC 的过程,看做是小块的对比剂连接在一起通过。也就是说,可以推断它是由少量对比剂建立的 TDC 的积分。Bae 通过模拟和用猪做实验,对此进行了详细分析[43]。该实验表明,注射时间越长,增强效果持续时间越长,并且达峰时间[44]（从 CT 值开始上升直至达峰时间）几乎与注射时间一致。

图 2-73 和图 2-74 显示的是对临床中用 CT 值监测功能进行检查而获得的数据进行分析而得出的随注射时间而变化的 TDC 图形。注射速率固定为 1.0ml/s,2.0ml/s,根据受检者的体重将 CT 值乘以校正系数。而且,由于人体的血流动态存在个体差异,因此对比剂到达时间（腹部主动脉腹腔干分支水平层面的 CT 值开始上升的时间）显示为 0。从对比剂到达时间开始的上升斜率几乎相同,并且注射时间较长时,CT 值上升的斜率放缓,缓慢达峰。从该图形我们可以发现,各种注射量建立的 TDC 是重叠的,因此我们可以注射少量的对比剂使 TDC 重叠,从而建立注射条件整体的 TDC。

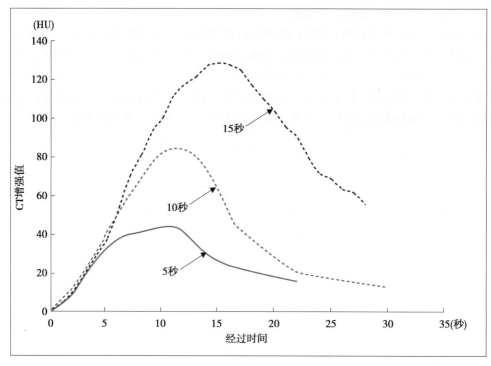

图 2-73　不同对比剂用量的 TDC 变化(以 1.0ml/s 速率注射)
随着注射时间延长,峰值变高,达峰时间也延长了

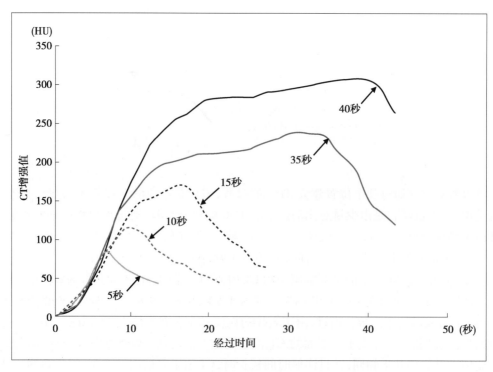

图 2-74　不同对比剂用量的 TDC 变化(以 2.0ml/s 速率注射)
与 1.0ml/s 速率一样,随着注射时间延长,峰值变高,达峰时间也延长了
各注射时间的图形彼此重叠,便于我们充分理解 TDC 的形成过程

（4）注射时间与达峰时间

在建立 TDC 的章节中我们已经提到,理想状态下,注射时间与达峰时间应该是一致的。图 2-75 为验证结果。从图中可以看到,尽管达峰时间和注射时间的多重相关系数为 0.98,它们之间高度相关,但达峰时间比注射时间略早到达。这可能是从上肢静脉注射的对比剂残留在与心脏之间的静脉中而造成的。因此,通过生理盐水静脉跟注(saline flush)[42]或握拳运动(hand exercise)[45]等有效措施可推进残留的对比剂,使注射时间和达峰时间更为一致。

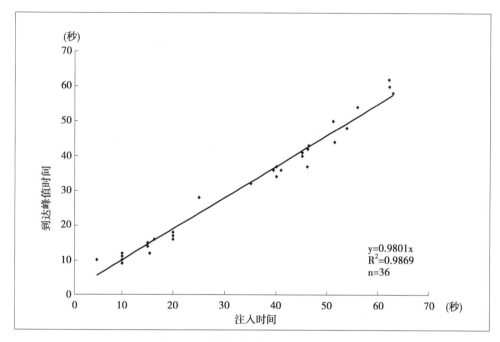

图 2-75　注射时间与达峰时间的关系

证明注射时间与达峰时间呈正相关性,可根据注射时间预测达峰时间($n=36$)

在日常检查中,我们认为达峰时间的细微差异并不会造成什么问题。与达峰时间差异相比,以某种方式确认对比剂到达时间更为重要,因为可以通过它大致预测达峰时间。

（5）对比剂到达时间

虽然目前对于小剂量峰值测试法(test bolus injection)以及计算机辅助团注跟踪法(computer-assisted bolus tracking)的必要性尚无一致的观点,但对于 MDCT 来说,因为要在 10 秒或更短时间内完成扫描,受血液循环动态影响很大,所以必须采用这两种方法。此外,通过检测对比剂到达时间,可以预测该对比剂注射条件下的 TDC,因此对比剂到达时间被认为是确定最佳增强扫描时间的必要条件。对比剂到达时间存在相当大的个体差异,在松原等人的报告中测量了腹主动脉 CT 值达到 100HU 的时间,发现最小值为 14 秒,最大值为 36 秒,时间差异达到 20 秒以上[46]。图 2-76 显示了本书作者们使用 CT 值监测功能测量的对比剂到达时间的分布。从该结果也可以看到对比剂到达时间存在 20 秒或更长的差异,并且可以预测,由于受心脏功能等各种因素的影响,会出现较大的个体差异。作为预测对比剂到达时间的因素,我们对性别、年龄、血压、体重、注射速率(图 2-77)等比较容易掌握的因素进行了研究,但没有发现明显的相关性。此外,虽然观察到对比剂到达时间与心率有弱相关性(图 2-78),但心率不足以作

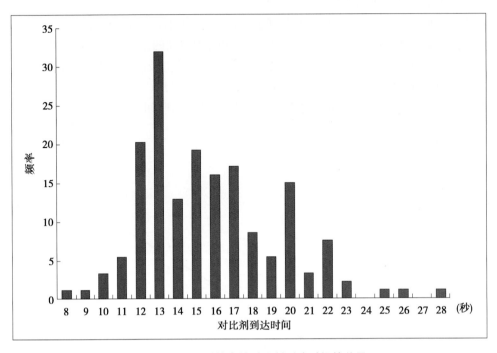

图 2-76　不同受检者的对比剂到达时间的差异

对比剂到达时间的平均值为(15.6±5.55)秒(8~28秒),可以发现不同受检者之间对比剂到达时间的差异较大。注射时间固定为25秒($n=162$)

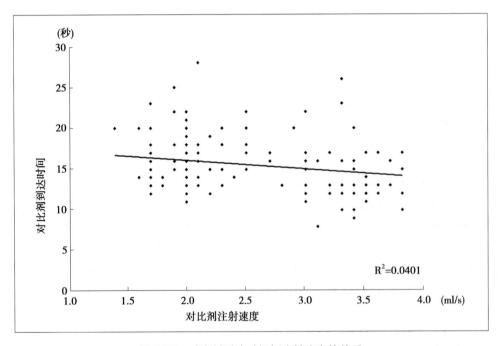

图 2-77　对比剂到达时间与注射速率的关系
对比剂到达时间与注射速率之间没有明显的关系

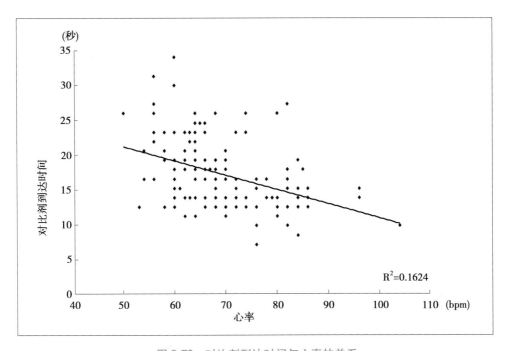

图 2-78　对比剂到达时间与心率的关系

虽然观察到对比剂到达时间与心率存在细微的负相关性,但还不足以将其作为准确预测对比剂到达时间的因素

为准确预测对比剂到达时间的因素。也就是说,为了掌握最佳增强扫描时间,使用小剂量峰值测试法或计算机辅助团注跟踪法准确确定对比剂到达时间是非常重要的。最合理的方法是"准确检测对比剂到达时间,将扫描开始时间规定为到达后经过的时间"。

(6) 从对比剂到达时间到扫描开始时间(延迟时间)的设定

当以某一对比剂注射条件进行检查时,需要根据对比剂到达时间掌握 TDC 形状的变化。本书作者们采取的方法是:预测达峰时间,并以此为基准设定延迟时间。这就需要了解目标血管或器官的最佳时间窗[47](最佳扫描时间窗)。

以下为采用半自动团注跟踪法的脑血管 3D-CTA 和肝脏动态功能测试(动态研究)的设定方法。

1) 脑血管 3D-CTA(图 2-79)

在进行 3D-CTA 检查时,必须尽可能获取目标动脉和扫描范围内的其他动脉的最大对比剂浓度。从图 2-72 我们可以发现,在达到峰值后,TDC 急剧下降,因此需要设定延迟时间,以便在峰值时间之后过一会儿再结束扫描。如果假设在 20 秒内受检者以 350mgI/kg 注射对比剂,并且扫描所需时间为 10 秒,则可以预测对比剂浓度达到峰值的时间是对比剂到达时间+18 秒左右。另外,为了将扫描设定为在峰值时间的 2 秒之后结束,由于手动开始时间是对比剂到达时间约+2 秒,因此如果将延迟时间设定为约 10 秒,在峰值前 8 秒到峰值后 2 秒的时间内可以扫描。

2) 肝脏动态增强检查(图 2-80)

通常,大部分的肝脏动态增强检查的目的在于富血供肝细胞癌成像,因此有必要根据该目的设定延迟时间。村上等人在对注射开始后 20、30、40 秒的延迟时间进行比较后,发

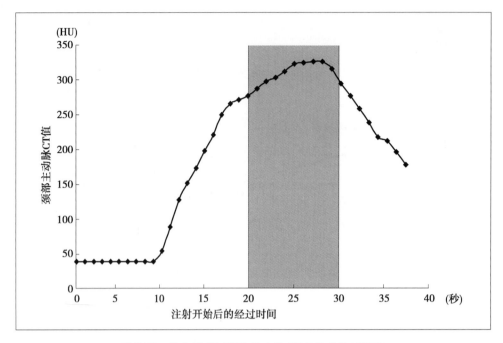

图 2-79　脑血管 3D-CTA 检查的 TDC 和最佳时间窗
体重 65kg，20 秒(3.8ml/s)，注入 76ml，浓度为 300mgI/ml 的对比剂
由于对比剂到达时间约为 10 秒，因此可以判断 20~30 秒是最佳时间窗

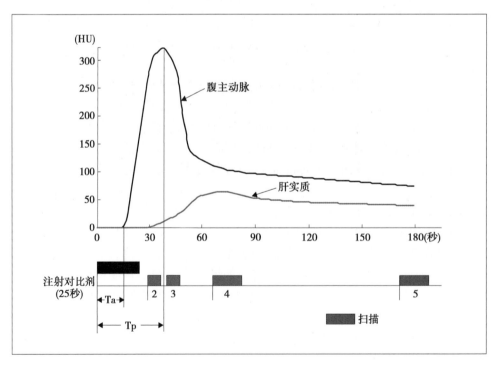

图 2-80　肝脏动态增强检查时的 TDC 与最佳时间窗
以图的形式显示了肝脏动态增强检查中每个期相的正确扫描时间(注射时间为 25 秒)
Ta：对比剂到达时间；Tp：对比剂到达时间+到达峰值时间；动脉峰值期早期：Ta+15 秒；动脉峰
值期晚期：Ta+25 秒；门静脉期：Tp+30 秒；平衡期：Tp+130 秒

现 30 秒的检测性能是最好的。此外,在富血供肝细胞癌的检查中,有报告显示[48],通过动脉峰值期的双期扫描可以提高检测能力;另外也有报告显示[40],如果仅以检测出富血供肝细胞癌为目的,那么只进行动脉峰值期晚期扫描就已经能充分达到目的,双期扫描并无有效性[49]。

通常,会根据临床目的,在增强四期(第一期:动脉峰值期早期;第二期:动脉峰值期晚期;第三期:肝实质期(门静脉期)、第四期:平衡期)里选取二至三期进行扫描。本书作者们通过血管造影的腹腔动脉增强检查,研究了高对比度富血供肝细胞癌成像的时间。结果显示,从注射对比剂开始约 5~8 秒时可以获得良好的对比度,最佳时间窗并无太大差异。因此,为了在这个时间段进行动脉峰值期晚期扫描,我们判断在图 2-80 中的峰值后延迟几秒扫描是最恰当的。

按 25 秒内单位公斤体重 500~550mgI 浓度的注射方案,将动脉峰值期晚期扫描的延迟时间设定为对比剂到达时间+25 秒,就能在正确的期相里扫描。对于门静脉期和平衡期,规定为峰值到达时间+30 秒和 130 秒,但由于最佳时间窗比较宽,因此为了避免检查时的繁琐,在动脉峰值期晚期扫描后分别设为 20 秒和 120 秒。

图 2-81 显示了通过半自动团注跟踪法扫描的肝细胞癌的动态增强检查,以及 CTAP 和

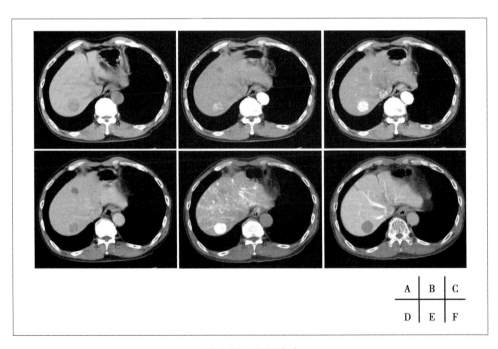

图 2-81　肝细胞癌

由于受检者的 HCV(+)、AFP 上升,所以进行 CT 检查
体重 53kg,使用浓度为 300mgI/ml 的对比剂 88ml,单层 CT 扫描(A)后,进行动态 CT 扫描(B、C、D)。在 25 秒内注射对比剂(注射速率 3.4ml/s),并通过半自动团注跟踪法(semiautomatic bolus tracking)设定扫描开始时间。由于腹主动脉腹腔干水平层面的对比剂到达时间为 17 秒,因此每个期相的扫描开始时间为,B(动脉期早期)32 秒、C(动脉期晚期)42 秒、D(平衡期)172 秒
A~D:在肝右叶 S7 中观察到 2.5cm 大小的 SOL,动脉峰值期(B、C)已呈现早期明显强化,在平衡期(D)中已经变淡而显示低密度区域。而且,发现低密度区域的边缘呈现环状强化
E、F:在 CTA(E)中,与对比增强 CT 相同的部位可见明显强化,从 CTAP(F)可以确认门静脉廓清区域

CTA。如果如上所述严格设定动脉峰值期的扫描时间，即使只进行动脉峰值期晚期扫描，富血供肝细胞癌的检测能力也不会降低。

五、高压注射器

1. 高压注射器的变迁

随着 CT 设备的进步，CT 高压注射器的性状也在发生变化。

在全身 CT 设备刚刚普及的年代，大多数医院都使用血管造影用注射器，由于使用导管将对比剂注射到动脉里，因此具有耐高压的设计。这种注射器很大，操作复杂，不适用于静脉注射对比剂的 CT 检查。

最初的 CT 增强检查主要采取静脉滴注，而动态 CT 检查则用手推或空气加压注射的方法快速注射。但采用静脉滴注法，注射时间因人而异，对提高血液中的对比剂浓度有局限，因而对通过均匀良好的增强效果提高诊断能力、具有可重复性的图像成像能力也都有局限性。

而且，为了扫描出对比效果高、具有可重复性的图像，需要在增强检查方法上下功夫，如果不借助器械注射是不可能实现的。这就使得用器械注射的必要性上升，注射器被视为 CT 增强检查中必不可少的装置。在这样的环境下，Nemoto 终于开发出世界上第一台 CT 专用的对比剂高压注射器。

这台 CT 专用注射器具有紧凑的结构，放在 CT 室里不占空间。并非用于血管造影的高速注射规格，而是以持续注射为主，具有很高的安全性，操作简便。因为针筒可手动操作吸取对比剂，便于设置在 CT 设备上，所以非常便于操作。另外，还可以根据扫描时间调整注射速率，控制注射时间采取双期注射以保持均匀的增强效果，具有间歇注射功能，可以用扫描定时器设定扫描开始时间。在开发之初，传统的滴注方法和手动推注方法已经普及，高压注射器的推广花费了大量时间和精力。

对比剂的发展（非离子型对比剂的发售）以及 CT 设备的进步，尤其是螺旋 CT 的上市，使增强检查方法进入了用器械注射对比剂的时代，从而推动了高压注射器的普及。而且，高压注射器改进为天花板悬吊式后，其操作性显著提高。采用注射压力传感器，可以在注射对比剂时观察针头的漏液情况并用图形显示，进一步提高了高压注射器的性能。

CT 用高压注射器成为 CT 增强检查必不可少的装置，其另外一个主要原因是预灌装针筒对比剂（含对比剂的针筒）的商品化，这意味着节省了以往将对比剂填充入针筒的时间和人工，从卫生和经济角度出发，也为高压注射器的普及和推广带来了很大的影响。在这样的大环境中，用高压注射器注射对比剂成为 CT 增强检查的主流，增强检查操作更为便利，并可获得稳定的增强效果。

并且，随着 CT 设备的进一步发展，进入多层螺旋 CT 的时代，CT 增强检查数量不断增加，预灌装针筒对比剂发挥了其威力。

为了充分发挥多层螺旋 CT 的性能和价值，更有效地利用对比剂，开发出了双筒高压注射器,在注射对比剂后跟注生理盐水,有助于减轻对比剂造成的伪影,提高增强效果。

可以预测的是,今后随着增强检查环境的变化,高压注射器也将不断进步。

2. 未来的高压注射器

由于 CT 设备的飞速发展,用 CT 设备可以进行各种检查。为了充分发挥 CT 的性能,必须根据不同的检查目的,为对比剂注射方法设定最佳的注射条件。以往的注射条件只设定对比剂的注射速率和注射量,因此无法达到最佳注射的目的。

因此,需要高压注射器能应对多样化的理想的增强检查方法。

其中一项功能是通过输入待检查部位的条件(如单位体重的碘用量、注射时间等)和每个受检者信息(例如体重)来设定最佳注射条件。这样就能简便地决定最佳注射方式,保证增强效果具有可重复性,正确实施增强检查。并且具有部位选择功能,可简便设置对比剂的注射条件,不管多难多复杂的设定(例如变速注射或多期多时相注射),只要选择要检查的部位,就可以获得增强图像所需的最佳 CT 值。

另外,多层螺旋 CT 的未来发展难以预测,现在的设定方法可能无法充分满足今后的要求,因此必须随时提供理想的注射方案。为此出现了最新的带内存卡的高压注射器,只要插入内存卡,就能随时用最新方案设定注射条件。

3. CT 同步联动系统

通过使 CT 设备与高压注射器同步联动来开始注射,并且交换扫描开始时的信息。使用该系统的 CT 值监视功能进行扫描时,可以接收达到预设 CT 值后自动开始扫描的信号,在扫描结束的同时,或者在扫描结束数秒前自动停止高压注射器。这样就可以获得准确的扫描时间,并节省对比剂用量。今后,如果能交换体重和注射条件等信息,则会更为理想。

4. 新型高压注射器的开发

随着 CT 设备的进步,不但可以使用 CT 进行各种检查,还可根据检查目的,选择各种对比剂的注射方法。除了传统的注射速率和注射量固定的注射方法以外,还需要各种功能。

因此,为了支持使用高压注射器进行各种增强检查,出现了更新型高压注射器,即硬件不变,通过追加软件以兼容各种增强检查。这样就不会像以前一样受到高压注射器性能的限制。

其中的一项软件为"考虑可重复性的注射方法"的软件。

其特点之一在于,与过去考虑注射速度和注射量的方法不同,而是根据不同检查目的,输入单位公斤的碘用量,只要预先输入了检查所需的注射时间,以后只需输入体重,就会自动设定最佳注射条件。

最初显示如图 2-82 的画面。

此时选择检查部位。

例如,要检查腹部时,点击"腹部"。

选择后,如图 2-83 所示,会显示更详细的部位,请选择要检查的部位。

例如点击"肝脏"。

接下来如图 2-84 所示用数字键盘输入体重。

此时将自动计算本次检查所需碘量。

接下来如图 2-85 所示,选择对比剂。

此时将显示本次检查必要的注射条件。

然后确认图 2-86 的画面,注射对比剂后,将显示图 2-87 注射压力的画面。

也有可能显示如图 2-88 所示的预设条件(碘用量、注射时间等)。

此外还具有设定生理盐水跟注的功能。

这样一来,不需要每次针对检查部位考虑对比剂的注射方法,从而减少了注射条件和设定的错误。另外也易于实现本书中说明的保持 TDC 曲线统一的增强检查方法。

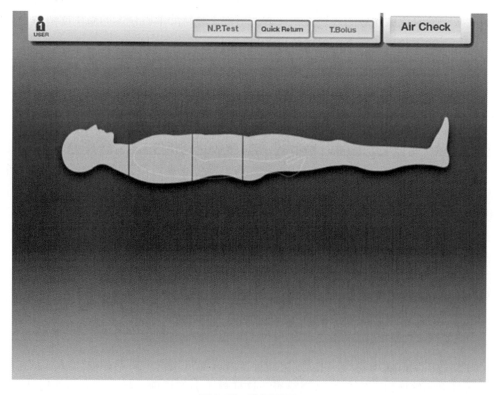

图 2-82 选择画面

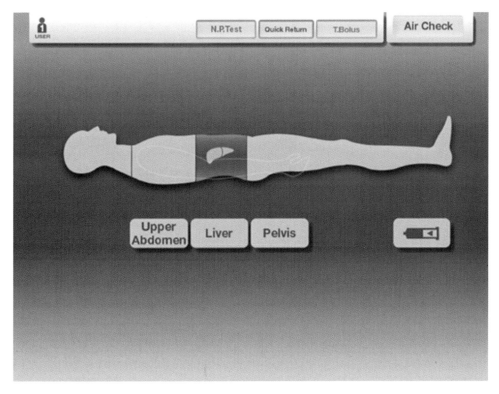

图 2-83　部位选择画面

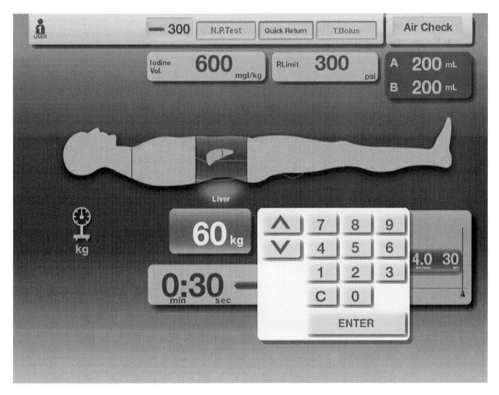

图 2-84　体重输入画面

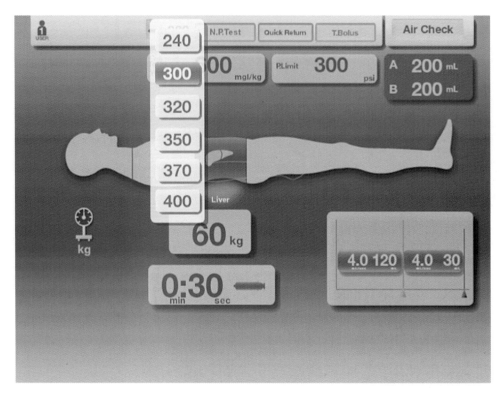

图 2-85　对比剂选择画面

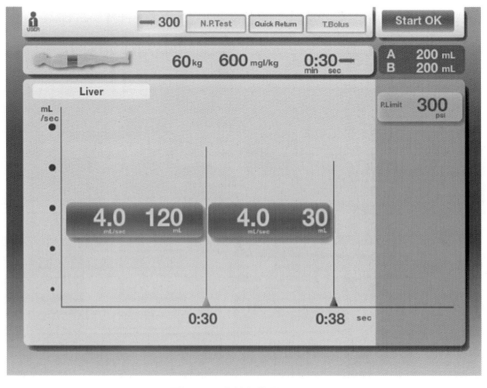

图 2-86　注射条件显示画面

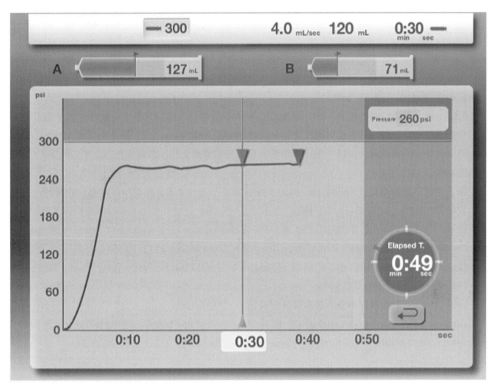

图 2-87　注射压力显示画面

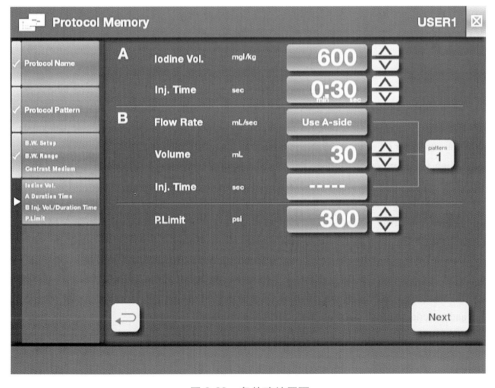

图 2-88　条件确认画面

◆ 引用文献

1) 山下康行，中山義晴，門田正貴，ほか：Multidetector Helical CT における造影剤の用い方. 日獨医報 45(1)：8-15, 2000.

2) 山口　功，森本　章，庄賀一彦，ほか：造影剤増強効果に影響を与える被検者因子および造影剤因子について. 日本放射線技術学会雑誌 58(4), 2002.

3) 中屋良宏，八町　淳，山口　功，ほか：造影剤使用量適正化への取り組みとその展望. Curie 座談会，1-10, 2002.

4) 轟　英彦，田畑則之，中田克哉，ほか：肝臓ダイナミック CT における造影法の検討. 日本放射線技術学会雑誌 53(1)：97, 1997.

5) Rowe JW, Andres R, Tobin JD, et al : The Effect of Age on Creatinine Clearance in men: A Cross-Sectional and Longitudinal Study. Journal of Geromology 31(2)：155-163, 1976.

6) Hosoya T, Toshima R, Ichida K, et al : Changes in Renal Function with Aging among Japanese. Inter Med 34(6)：520-527, 1995.

7) 今井裕一：高齢者の腎不全. 日本醫事新報 3911：26-32, 1999.

8) Birnbaum BA, Jacobs JE, Langlotz CP, et al : Assessment of a bolus-tracking technique in helical renal CT to optimize nephrographic phase imaging. Radiology 211(1)：87-94, 1999.

◆ 参考文献

9) 山下康行編著：極めるマルチスライス CT. 中外医学社, 2001.

10) Chew E, Weiss GH, et al : Effect of CT noise on detectability of test objects. Am J Roentgenol 131: 681-685, 1978.

11) Hanson KM : Detectability in computed tomographic images. Med Phys 6(5), 1979.

12) Tack D, et al : Dose reduction in multidetector CT using attenuation-based online tube current modulation. AJR 181：331-334, 2003.

13) Wagner LK, Cohen G ：Energy dependence of contrast ；detail dose and object-detectability-dose curves for CT scanners. J Comput Assist Tomogr 6(2)：378-382, 1982.

14) Cohen G : Contrast-detail-dose analysis of six different computed tomographic scanner. J Comput Assist Tomogr 3：197-203, 1979.

15) Tatz LM : The effect of the kVp level on EMI values. Radiology 119：683-688, 1976.

16) Millner MR, Payne WH, et al : Determination of effective energies in CT calibration. Med Phys 5：543-548, 1978.

17) Cohen M, Fischer H, et al : CT of the head by use of reduces current and kilovoltage: relationship between image quality and dose reduction. AJNR 21：1654-1660, 2000.

18) Hemmingsson A, Jung B, et al : Dual energy computed tomography : simulated monoenergetic and material-selective imaging. JCAT 10(3)：490-49, 1986.

19) Fetterly KA, Hangiandreou NJ : Effects of X-ray spectra on the DQE of a computed radiography system. Med Phys 28(2)：241-249, 2001.

20) Nicholoff EL, Dutta AK, et al : Influence of phantom diameter, kVp scan mode upon computed tomography dose index. Med Phys 30(3)：395-402, 2003.

21) Huda W, Scalzetti EM, et al : Technique facters and image quality as functions of patient weight at abdominal CT. Radiology 217 : 430-435, 2000.

22) Wintermark M, Maeder P, et al : Using 80kVp versus 120kVp in perfusion CT measurement of regional cerebral blood flow. AJNR 21 : 1881-1884, 2000.

23) 石田智一：臨床に役立つ撮影技術を追求する―シングルスライス CT の限界を求めて，腹部領域. Innervision 15. 12,41-48, 2000.

24) 石田智一：第 7 回 X 線 CT 技術サミット―シンポジウム CT 装置からみた造影剤. Innervision 18.11,10 -14, 2003.

25) 竹内美穂，東村享治：被検者の体格が腹部 CT 検査に及ぼす影響. 映像情報 Medical 34 : 1, 2002.

26) Boone JM, Geraphty EM, et al : Dose reduction in pediatric CT : a rational approach. Radiology 228 : 352-360, 2003.

27) Hollingsworth C, Frush DP, et al : Helical CT of the body : a survey of techniques used for pediatric patients. AJR 180 : 401-406, 2003.

28) Vada A , Demos TC, et al : Evaluation of image quality using 1 : 1 pitch and 1.5 : 1 pitch helical CT in children : acomparative study. Pediatr Radiol 26 : 891-893, 1996.

29) 金　東石，村上卓道，村上仁信：腹部のマルチスライス CT（上腹部を中心に）. 63（8）: 369-377, 2003.

30) 杉山直久，市川秀男，安田鋭介，ほか： test injection 法における大動脈到達時間の再現性の検討. 日本医学放射線学会雑誌 60（9）: 540, 2000.

31) 新宅香恵子，中重　綾，小野千秋，ほか：Multidetector-row CT による肝動脈描出の試み；test bolus injection を使用して. 日本医学放射線学会雑誌 61（3）: 100 -102, 2002.

32) Kaatee R, Van Leeuwen MS, De Lange EE, et al : Spiral CT angiography of the renal arteries: should a scan delay based on a test bolus injection or a fixed scan delay be used to obtain maximum enhancement of the vessels? J Comput Assist Tomogr 22（4）: 541-547, 1998.

33) Paulson EK, Fisher AJ, DeLong DM, et al : Helical liver CT with computer-assisted bolus tracking technology : is it possible to predict which patients will not achieve a threshold of enhancement? Radiology 209（3）: 787-792, 1998.

34) Shimizu T, Misaki T, Yamamoto K, et al : Helical CT of the liver with computer-assisted bolus-tracking technology : scan delay of arterial phase scanning and effect of flow rates. J Comput Assist Tomogr 24（2）: 219-223, 2000.

35) Kopka L, Rodenwaldt J, Fischer U, et al : Dual-phase helical CT of the liver. Effects of bolus tracking and different volumes of contrast material.　Radiology 201（2）: 321-326, 1996.

36) Schweiger GD, Chang PJ, Brown BP : Optimizing contrast enhancement during helical CT of the liver : a comparison of two bolus tracking techniques. AJR 171（6）: 1551-1558, 1998.

37) Mehnert F, Pereira PL, Trubenbach J, et al : Biphasic spiral CT of the liver. automatic bolus tracking or time delay? Eur Radiol 11（3）: 427-431, 2001.

38) Mehnert F, Pereira PL, Trubenbach J, et al : Automatic bolus tracking in monophasic spiral CT of the liver. Liver-to-lesion conspicuity. Eur Radiol 11（4）: 580-584, 2001.

39) Sandstede JJ, Tschammler A, Beer M, et al : Optimization of automatic bolus tracking for timing of the arterial phase of helical liver CT. Eur Radiol 11（8）: 1396 -1400, 2001.

40) Kim T, Murakami T, Hori M, et al : Small hypervascular hepatocellular carcinoma revealed by double arterial phase CT performed with single-breath-hold scanning and automatic bolus

tracking. AJR 178(4) : 899 - 904, 2002.

41) Dinkel Hp, Fieger M, Knupffer J, et al : Optimizing liver contrast in helical liver CT ；value of a real-time bolus-triggering technique. Eur Radiol 8(9) : 1608 -1612, 1998.

42) Schoellnast H, Tillich M, Deutschmann HA, et al : Abdominal multidetector row computed tomography ; reduction of cost and contrast material dose using saline flush. J Comput Assist Tomogr 27(6) : 847-853, 2003.

43) Bae T : Peak contrast enhancement in CT and MR angiography ; when dose it occur and why? pharmacokinetic study in a porcine model. Radiology 227(3) : 809 - 816, 2003.

44) 粟井和夫：マルチスライスCTの基礎と臨床プロトコル．造影の基礎24-31, 診断と治療社, 東京, 2000.

45) Nakayama M, Yamashita Y, Oyama Y, et al : Hand exercise during contrast medium delivery at thoracic helical CT ; a simple method to minimize perivenous artifact. J Comput Assist Tomogr 24(3) : 432 - 436, 2000.

46) 松原　進, 内田千晴, 佐藤　整, ほか：肝造影ダイナミックCT検査における動脈優位相と造影剤到達時間の検討．日本放射線技師会雑誌48(10) : 1400 -1411, 2001.

47) Silverman PM, Cooper C, Trock B, et al : The optimal temporal window for CT of the liver using a time-density analysis: implications for helical(spiral)CT. J Comput Assist Tomogr 19(1) : 73-79, 1995.

48) Murakami T, Kim T, Kawata S, et al : Evaluation of optimal timing of arterial phase imaging for detection of hypervascular hepatocellular carcinoma by using triple arterial phase imaging with multidetector-row helical computed tomography. Invest Radiol 38(8) : 497-503, 2003.

49) Ichikawa T, Kitamura T, Nakajima H, et al : Hypervascular hepatocellular carcinoma : can double arterial phase imaging with multidetector CT improve tumor depiction in the cirrhotic liver? AJR 179(3) : 751-758, 2002.

第三章　CT 增强理论综述:临床篇

Ⅰ、肝脏

◈ 序言 ◈

通过 CT 增强检查诊断是否存在病变时,通常会依赖于所使用的增强检查技术。但是,实际上大多数增强扫描方案都是在没有熟练掌握增强理论的情况下被制定出来的,而且由于增强检查方法不当,在 CT 增强图像读片时存在相当多的技术错误,但这个问题却一直没有得到关注。根本不考虑扫描延迟时间是否正确,却在诊断报告中理所当然地写上"由于在肝动脉峰值期中肝脏内未见浓染现象,因此富血供肝细胞癌为阴性"的诊断医生,实际上也不在少数吧? 在多期 CT 增强中,各期的增强图像是非常有用的诊断依据,但是由于过分信赖增强图像而不去思考,导致忽略了作为获得增强图像基础的 CT 增强技术。"增强图像会撒谎",但是"即便是设备发生了变化,增强理论也不会改变",所以大家一定要认真理解 CT 增强理论。本书希望就"肝脏 CT 多期增强扫描理论与实际",在现有数据的基础上,将肝脏多期 CT 增强的增强理论系统地梳理一下。

一、肝脏多期 CT 增强检查:概述

1. CT 增强检查常识

在学习 CT 增强理论之前,让我们先看看在进行肝脏 CT 多期增强扫描时作为常识必须知道的事项。这些事项是实现理想的增强扫描方案的基本前提,希望大家能够认真确认。

(1) 对比剂注射压力的误解~注射压力、流体压力、血管内流入压力的区别。

1) 针筒压力(注射压力)

首先说明一下 CT 增强检查所必需的对比剂的自动注射。通常对比剂的注射压力分为高压注射器上显示的针筒压力和使用专用数字压力计测量的流体压力。请大家注意,一般情况下我们所使用的"注射压力"是指"针筒压力",并不是指直接施加到血管中的压力。针筒压力主要取决于所使用的注射针和对比剂,其中注射针的种类和直径、对比剂的注射速率及黏滞度(取决于种类、浓度、使用时的对比剂温度)等因素的影响较大。由这些因素决定的针筒压力被直接施加在高压注射器上,但由于高压注射器本身具有极高的耐压性,所以在任何条件下都不会损坏。问题在于不同的对比剂所使用的各种针筒的耐压性。针筒外筒的材质各不相同,这就是为什么各个对比剂厂家的注射器外筒的耐压性

各不相同。根据对比剂的注射条件，一旦针筒压力超过针筒外筒的耐压值，针筒外筒就有损坏的风险，所以需要将高压注射器的压力限制预设在针筒外筒所规定的耐压值以下。因此，设定对比剂高压注射器的压力限制，并不是为了防止压力被施加到受检者身上，更多是要防止针筒破损造成事故。各种针筒外筒的耐压性在随附的说明书中均有注明，应在实施增强检查前进行确认。

　　2）流体压力

　　与针筒压力相比，"流体压力"是指注射路径内的压力，由于是直径比针筒外筒小很多的连接管和注射针内部的压力，自然比针筒压力小。流体压力需使用特殊的测量仪器测量，经常被用作压力指示，以保证注射路径的耐压性。流体压力不是很大，可不必考虑对比剂的注射条件，使用普通的耐压管和注射针即可。

　　3）血管内流入压力

　　实施CT增强检查的医疗人员最容易犯的错误就是将上述"针筒压力（注射压力）"、"流体压力"和最终施加在受检者身上的"血管内流入压力"的概念混淆在一起。从针筒外筒、连接管、注射针到受检者的静脉血管，其管径会急剧变小，所以压力从注射压力、流体压力到血管内流入压力，依次下降。对提高对比剂的注射速率，或者提高高压注射器的压力限制设置等有抵触情绪的人，通常都混淆了这些"压力"，认为注射对比剂时高压注射器上显示的注射压力会直接施加在受检者的注射血管中，或者当高压注射器的限制器启动时，认为是受检者的血管内阻力导致过压。这种血管内流入压力是非常小的，在一般临床上考虑增强扫描条件时，认为不需要考虑受检者的血管内流入压力。

　　（2）对比剂注射速率和不良反应之间的关系

　　很多人对这两者之间的关系也有着各种错误的认识。首先，关于对比剂的注射速率和血管外渗漏（extravasation），实际上并没有报告指出两者之间存在相关关系。在严谨的多期CT增强检查中，3～5ml/s左右的高速注射是其前提条件（稍后论述），而有人仅仅因为"害怕提高注射速率"，就对改变以往不适当的增强扫描方案犹豫不决。这种倾向在综合医院担任确保造影路径注射操作的护士中，特别严重。是否发生血管外渗漏，并不取决于对比剂注射速率的快慢，而是取决于血管是否受损。血管受到损伤，即便是普通的输液也会引起血管外渗漏的现象（病房的护士是不是经常会告诉受检者"输液出现渗漏，让我重新注射一下"？）关于这一点有多篇论文论述，但均得出"对比剂注射速率和血管外渗漏的频率之间无相关性"的结论众所周知[1]。

　　注射对比剂量和出现严重不良反应之间没有相关性，而对比剂注射速率和出现过敏性不良反应之间也没有相关性。Federle等人曾在报告中将对比剂分为离子型对比剂和非离子型对比剂，并指出了对比剂注射速率和出现不良反应之间的关系，但是他们得出结论，以1～2ml/s的低速注射和以3ml/s以上的高速注射离子型对比剂时，后者出现不良反应的情形较多；而在注射非离子型对比剂时，并未发现不良反应出现率和对比剂注射速率之间存在相关性[2]。

2. 对比剂单相注射的时间-密度曲线

　　如今，随着CT设备的进步，扫描时间缩短，由于已经不再需要将肝脏浓度长时间保持在能够进行诊断的水平,所以基本上都采取单相注射。尤其在诊断肝脏肿瘤时必不可少的时间过程增强模式中,单相注射对比剂是至关重要的。因此,我们在这里仅对单相对比剂注射中肝脏的时间-密度曲线(time-density curve,TDC)的基本事项进行说明(图 3-1)。

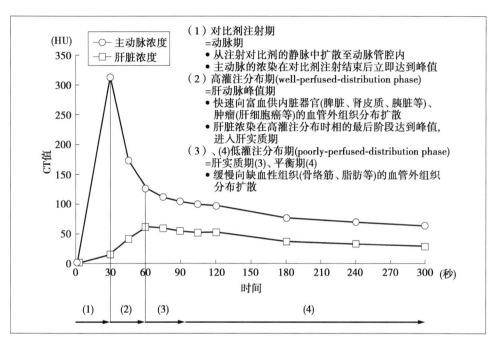

图 3-1　快速单时相静脉注射对比剂时主动脉及肝脏的时间-密度曲线(time-density curve, TDC)

(1) 对比剂注射时相(动脉期)

快速静脉注射对比剂时,对比剂通过心肺组织后分布在主动脉中。此时,主动脉的浓度曲线向右急剧上升,经过一定时间后形成峰值。这个阶段被称为"对比剂注射期",在临床上定义为"动脉期"。

(2) 高灌注分布期(肝动脉期峰值期)

主动脉浓度达到单相峰值后,会急剧下降,但是此时对比剂从主动脉急速流入高灌注(富血供)组织。因此这个时期被称为"高灌注分布期",在临床上则相当于富血供肝细胞癌逐渐浓染的"肝动脉峰值期"。

(3) 低灌注分布期(肝实质期、平衡期)

随后主动脉浓度逐步下降,但是在肝脏浓度达到峰值的同时会出现一个拐点,随着对比剂流动到低灌注(乏血)组织,逐步形成缓慢的下行曲线。因此,这个拐点(≈肝实质期峰值时间)后面的阶段被称为"低灌注分布期"。在低灌注分布期,这个拐点在临床中相当于"平衡期"的开始时间,但是在肝脏增强浓度达到峰值的拐点附近,则被称为"肝实质期"(以前被称为门静脉峰值期)以示区别。

上述 TDC 的形成和各时相的意义,只要是单相注射对比剂就不会发生变化,但是可以通过改变对比剂的注射方法,人为地改变各个器官 TDC 的形状。

3. 肝动脉峰值期持续时间

如上所述，在 TDC 中，肝动脉峰值期（hepatic arterial-dominant phase，HAP）出现在主动脉强化峰值时间（A）之后，到肝实质期峰值时间（H）之间。这一期间的时间被称为 A-H 时间[3]。图 3-2 是一位患富血供肝细胞癌受检者的 TDC 实测数据，可知富血供肝细胞癌的 TDC 峰值出现在 A-H 时间范围内。

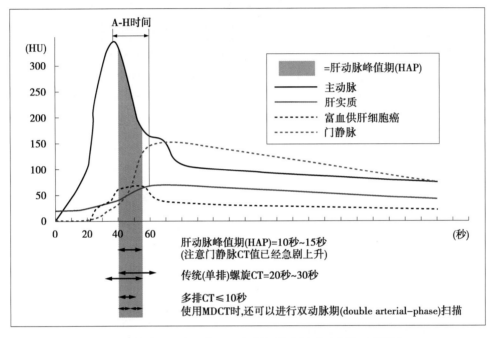

图 3-2　肝脏以及富血供肝细胞癌的 TDC（1 个病例的实测值）

那么，这个 HAP 的持续时间是多久呢？根据以往的报告，适合扫描的 HAP 大约为 10~15 秒左右，比实际的 A-H 时间短[4]。这是因为富血供肝肿瘤的增强对比度取决于与背景肝强化效果的重叠状况，即便在 A-H 时间内，一旦肝浓度接近峰值时间，背景肝的浓度上升大于肿瘤的浓度上升，使其会有一些损失所致。

根据我们的研究，当对比剂的注射时间保持不变时，A-H 时间的实测值基本为 20 秒左右[5]，由此可见，富血供肝肿瘤和背景肝的最佳对比度的持续时间，也就是最佳 HAP 如过去的报告所示，为 10~15 秒。根据这一个 HAP 持续时间，我们能得出结论，在扫描时间需要 20~30 秒的单排螺旋 CT（single-detector helical CT）设备上，无法在最佳 HAP 时间内完成整个肝脏扫描。因此，如果想要在最佳 HAP 时间内完成整个肝脏扫描，其前提就是必须使用多排螺旋 CT（multi-detector helical CT，MDCT）。因为在 MDCT 上全肝扫描可以将时间设定在 10 秒以内，因此还出现了双动脉期（double arterial-phase）扫描的思考方法[6,7]。

4. HAP 扫描成功的要点

成功进行 HAP 扫描的要点(图 3-3)在于:①将整个肝脏的扫描时间设置在 10~15 秒以内;②想办法延长 TDC 上的 A-H 时间;③提高主动脉强化峰值。

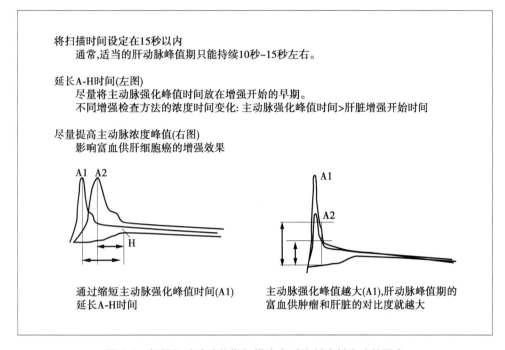

图 3-3　根据肝动脉峰值期扫描决定对比剂注射方法的要点

①是考虑了 HAP 持续时间后所决定的时间,只要能实现②,可进行 HAP 成像的时间窗(time window)就会扩大。高灌注分布期(动脉期)的富血供组织(肿瘤)的强化效果取决于在 HAP 时间内流入的碘量,即主动脉强化效果的大小,因此③也是一个很重要的要点。②和③主要通过缩短对比剂的注射时间,或者提高注射速率来同时实现。

通常如果提高注射速率(缩短对比剂的注射时间),主动脉强化峰值就会变大,主动脉强化峰值时间(A)就会提前。此时,肝实质期峰值时间(H)也会像 A 一样提前(图 3-8C),但是与 A 的主动脉强化峰值的上升比例相比,肝实质期峰值的上升比例相对较少,其结果就是 A-H 时间延长[3]。关于这一点,今后还会详细说明。

5. 最佳扫描时间的目测法

在临床上经常会出现解读图像时不知道这个 CT 图像是通过什么增强扫描方案扫描而成的情况。在用目测法判断 HAP 图像是否以最佳 HAP 扫描出来的图像时,建议关注门静脉和肝静脉的强化效果(图 3-4)。在图 3-2 中可以看出,与最佳 HAP 时间一致,门静脉强化效果迅速提高。考虑到 HAP 出现在肝实质期峰值时间之前,这也就完全能够理解了。

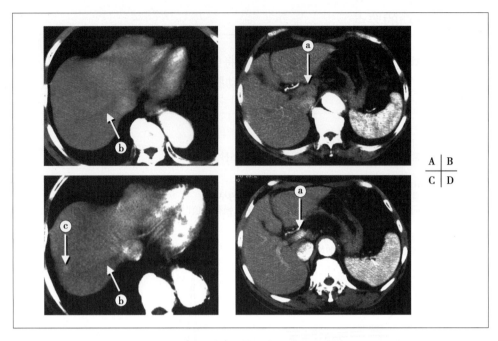

图 3-4   69 岁、男性。富血供肝细胞癌

A、B:高速静脉注射对比剂后 25 秒开始扫描,C、D:高速静脉注射对比剂后 30 秒开始扫描的肝脏 CT 增强图像。这些图像是经过筛选扫描到的肝细胞癌的动态 CT 图像。上面的图像 A、B 是在肝动脉峰值期(HAP)的最佳扫描时间所成像的图像吗? 主动脉、肝动脉以及脾脏已经明显强化,乍一看好像是在最佳 HAP 时扫描的图像,但是希望大家能够注意到在图像 B 中门静脉主干的箭头 a 所指部分并未强化。如图 3-2 所示,HAP 是门静脉主干快速成像的阶段,所以这个图像的扫描时间太早了。下面的图像是比上述扫描时间晚 5 秒重新扫描的图像。从图像 D 中可以看出门静脉主干已被强化。并且,在图像 C 中肝静脉(箭头 b)尚未被强化,这也是很重要的一点。这是因为肝静脉的强化意味着从门静脉流入肝脏内的首过对比剂已经在肝实质中结束了循环(肝实质正在渐进性强化),即扫描时间太晚了

综上所述,所解读的图像是否于最佳 HAP 期扫描,通过:①门静脉已经强化、②肝静脉未见强化强化效果,即可大致做出判断。在图像 A 中还无法指出,但是在图像 C 中已经能够确认箭头 c 处域下方存在富血供肝细胞癌结节

与此相比,肝静脉强化是指肝静脉的强化意味着从门静脉流入肝脏内的首过对比剂已经在肝实质中结束了循环(肝实质正在渐进性强化),即扫描时间太晚了。从而:①门静脉已经中度以上强化;②肝静脉还没有出现强化,满足上述 2 点的肝脏 CT 增强图像才能解读为 HAP 图像。

6. 对比剂注入法对碘总量的影响

在对比剂注入法中,实际上我们能够改变的因素一共有 4 个,即对比剂的用量、浓度、注射速率、注射时间。根据不同的诊断目的,理想的 TDC 会有所不同,因此可以通过调整上述 4 个因素,获得自己想要得到的 TDC。尽管 TDC 的 CT 值变化反映了对比剂中的碘量,但是在考虑碘量时,可大致考虑两个量。第 1 个是单位时间内注射的碘量(碘流率),它主要决定了从对比剂注射期到高灌注分布期的 TDC 形状。第 2 个是不论采取何种给药方法,最终所使

用的碘量(碘总量)。它主要决定了 TDC 的后半部分,即从肝实质期到平衡期的 TDC 形状。因此,如果想在对比剂给药时改变上述因素,第一步就要准确掌握该因素影响的碘流率还是碘总量。接下来需要理解 TDC 中各因素的直接和间接效果,但是一开始就把事情弄得太复杂,将不利于系统性地理解 CT 增强理论(一开始就陷入例外情况或特殊事项等细节问题中,貌似细致无疏漏,但往往导致毫无系统性,这就是日本人在做研究以及开展讨论时的缺点所在!),所以在这里我们主要考虑每个因素对碘流率以及碘总量的直接效果(原则性效果)(表 3-1)。

表 3-1　确定对比剂使用种类的要点(原则)

碘流率[决定 TDC 的纵轴(浓度轴)前半部分]	碘总量[决定 TDC 的纵轴后半部分]
影响动脉期的主动脉成像能力以及肝动脉峰值期的 富血供组织的成像能力 　对比剂用量、对比剂浓度、注射速率	影响门静脉峰值期、平衡期的肝脏成像能力 　对比剂用量、对比剂浓度、注射速率 **对比剂注射时间[决定 TDC 的横轴(时间轴)]** 　决定各期(尤其是肝动脉峰值期)的扫描时间

(1) 碘流率和碘总量

1) 碘流率(图 3-5A)

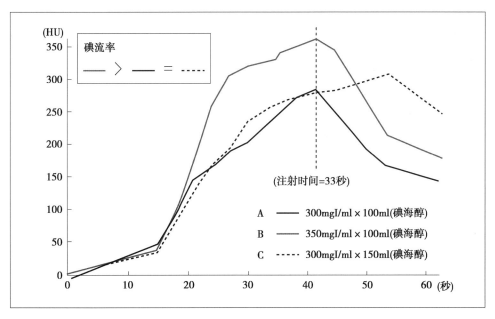

图 3-5A　主动脉的 TDC(3ml/s)

在这个图中,由于注射速率是固定的,所以 A 和 B 显示的是不同对比剂浓度、A 和 C 显示的是不同对比剂用量所造成的影响。碘流率为 B>A=C,在碘流率最大的曲线 B 中,到达主动脉强化峰值为止的上升幅度和主动脉强化峰值都是最大的。在 A 和 C 中,对比剂用量不同,但碘流率相同,所以两者的到达主动脉强化峰值为止的上升幅度以及主动脉强化峰值基本相同。实际上,注射对比剂的强化效果可看做是单位时间注射对比剂用量的波重叠(积分值),所以对比剂的用量增加,强化效果多少也会增大一些。这就是容量效应(volume effect)。受这一效应的影响,C 的主动脉强化峰值略大于 A。但是,其影响比碘流率发生变化时(A 和 B)小,在临床上不会为了得到这一效果而创建增强方案。因此,建议初学者不要过分局限于这一效果

另外需要注意的是,由于 A 和 B 的注射时间相同,因此主动脉强化峰值时间相同(详情在后面说明)

如上所述,(主)动脉内强化效果的高低主要取决于碘流率。因此,取决于动脉内强化效果的高灌注分布期的富血供组织(肿瘤)的强化效果,同时也受到碘流率的左右。影响碘流率的直接因素是对比剂注射速率和对比剂浓度。

顺带说一下,在考虑碘流率时,将注射速率提高 1ml/s 的效果,等同于将对比剂浓度从 300mgI/ml 对比剂换成 400mgI/ml 对比剂的效果。考虑到临床上可调整的范围,对碘流率影响最大的因素是对比剂注射速率,而对比剂浓度则进行微调。就是因为这个道理,以往关于肝动脉峰值期的富血供肝细胞癌检出能力的论文,都是围绕着对比剂的注射速率探讨强化扫描方案。

相反,当对比剂的注射速率和浓度固定时,对比剂用量原则上不会给碘流率带来影响。因此,在考虑 HAP 扫描中的最佳主动脉及富血供肝肿瘤的 TDC(至主动脉强化峰值为止的 TDC 斜率)时,仅仅改变这个因素意义不大。

为了方便起见,碘流率通常会与注射速率一样使用单位时间(秒)注射的对比剂用量(ml/s)来表示,实际上也比用 mgI/s 表示更直观。但是,在使用 ml/s 时,碘流率会根据所使用的对比剂浓度而变化,所以需要用"使用××mgI/ml 对比剂注射××ml/s"的方式注明对比剂的浓度。

2) 碘总量(图 3-5B)

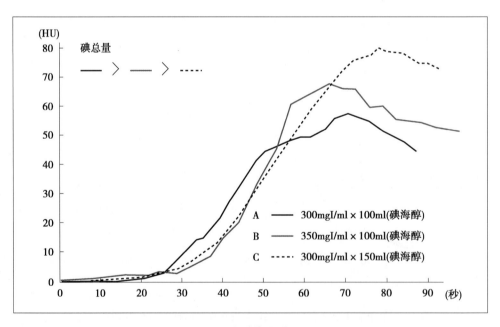

图 3-5B   肝实质的 TDC(3ml/s)

碘总量为 C>B>A,可知碘总量决定了肝实质期峰值。在 A 和 B 中,虽然碘流率不同,但是两者的肝脏扫描开始时间、肝实质达峰时间肝实质没有差异,可以认为碘流率不会影响肝脏强化效果。但是,希望大家能够注意到注射时间较长的 C,其肝实质期峰值时间略晚于 A 和 B (详情在后面说明)

基本上,对比剂的注射方法(主要是对比剂的注射速率)和对比剂通过肠道毛细血管后的血流动态无关。从肠道进入门静脉中的对比剂,会根据门静脉压力逐步到达肝脏。因此,决定肝脏强化能力的是最终的碘总量。

　　当然,(由首过以后在体内循环的碘量所定义的)平衡期中的肝脏成像能力也受碘总量的影响。也正是因为这个原因,即便使用 MDCT 缩短了扫描时间,但是在需要对肝脏等实质脏器的强化效果进行诊断时,并不能减少对比剂用量。

　　在以往的论文中,大家总是以肝实质期的肝脏成像能力为标准讨论最佳对比剂用量,也是因为碘总量会左右肝脏成像能力的缘故。

　　碘总量以 mgI 表示,但与碘流率一样,为了直观上容易理解,会用实际注射的总容量(ml)来表示,但也有很多时候会使用每 kg 体重注射的对比剂用量(ml/kg)来表示。这时,碘总量根据所使用的对比剂浓度而发生变化,所以需要用“使用××mgI/ml 对比剂××ml”的方式注明对比剂。

7. 增强检查相关因素对 TDC 的影响

(1) 对比剂用量

　　改变对比剂用量时,原则上保持碘流率不变,只改变碘总量。因此,对比剂用量原则上不会影响 TDC 前半部分(主动脉达峰时间以前)的 CT 值(译者注:曲线上升期的斜率),只影响后半部分,所以对主动脉 CT 值的影响较小。影响最为明显的是肝实质期峰值、平衡期 CT 值及肝脏成像能力直接相关的门静脉强化峰值,这些 CT 值会随着对比剂用量的增减直接发生变化。用上述方式改变对比剂用量的目的,在于提高肝实质期和平衡期的肝脏对比能力,所以若是在临床上进行乏血供肝转移的诊断时,就需要改变对比剂用量。一般情况下乏血供肝转移的诊断主要在肝实质期进行,所以应根据肝实质期的实质强化峰值决定最佳对比剂用量(表 3-2)。

表 3-2　对比剂用量

用量↑ = 碘流率→ / 碘总给药量↑		用量↑ = 碘流率→ / 碘总给药量↑	
1)主动脉强化峰值↗(原则上记住“没有变化”即可)		3)主动脉达峰时间↑	
2)主动脉达峰前 TDC 的斜率→		4)门静脉强化峰值↑	
		5)肝实质期峰值↑	

　　以上就是对比剂用量对 TDC 的最基本且最重要的影响,但是在这里还要说明一下其他的影响。对比剂用量不会改变碘流率,也不会影响动脉期主动脉 TDC 的斜率。但是,如上所述,动脉期的主动脉 CT 值曲线会因单位时间内注射碘量的连续叠加而上升,即便碘流率相同,注射时间越长,碘量叠加越多[将此定义为容积效应(volume effect)],因此增加对比剂用量后主动脉强化峰值就会相应提高。而实际上,这种容积效应导致的主动脉强化峰值的变化量,并没有大到可以与容积变化形成正比的程度。而且,增加对比剂用量,将会出现因注射时间延长导致主动脉达峰时间滞后的缺点(A-H 时间缩短,甚至有可能逆转),而这种缺点比优点要大,所以初学者只要记住“对比剂用量不会影响碘流率,也不会影响主动脉的 TDC”即可。

　　如上所述,在注射速率固定的条件下改变对比剂用量后,对比剂注射时间发生变化。由于对比剂注射时间决定了主动脉达峰时间,因此增加对比剂用量将延迟主动脉达峰时间。这一现象虽然很重要,但这项内容在后面"对比剂注射时间"部分另外说明,在此不再赘述。

(2) 对比剂浓度(表 3-3)

表 3-3   对比剂浓度

浓度↑ = $\dfrac{碘流率↑}{碘总给药量↑}$		浓度↑ = $\dfrac{碘流率↑}{碘总给药量↑}$	
1)主动脉强化峰值↑		4)门静脉强化峰值↑	
2)主动脉达峰前 TDC 的斜率↑		5)肝实质期峰值↑	
3)主动脉达峰时间→			

尽管对比剂浓度给碘流率和碘总量两者都带来了影响,但在现有的对比剂标准中,改变浓度(300~400mgI/ml)带来的影响,与对比剂注射速率对碘流率的影响以及对比剂用量对碘总量的影响相比,都是很小的。因此,通过对比剂用量和对比剂注射速率(实际为对比剂注射时间)来决定增强扫描方案,比调整对比剂浓度更合适。

而且,当使用不同的对比剂浓度制定单位时间碘总量相同的扫描方案时,与使用低浓度或者中等浓度对比剂相比,使用高浓度对比剂时的对比剂用量和对比剂注射速率都会相对减少。但是,在碘流率相同的情况下,对比剂注射速率越高,处于肝动脉峰值期的富血供肿瘤的强化效果越好。由于提高对比剂浓度后,不需要增加对比剂用量和对比剂注射速率,也能够提高碘流率和碘总量,因为护士对提高注射速率有抵触情绪,所以在一些由护士进行增强检查操作的医院,选用高浓度对比剂。

(3) 对比剂注射速率(表 3-4)

表 3-4   对比剂注射速率

注射速率↑ = $\dfrac{碘流率↑}{碘总量→}$		注射速率↑ = $\dfrac{碘流率↑}{碘总量→}$	
1)主动脉强化峰值↑		4)门静脉强化峰值→	
2)主动脉达峰前 TDC 的斜率↑		5)肝实质期峰值→	
3)主动脉达峰时间↓			

对比剂注射速率是影响碘流率的最大因素,主动脉及富血供组织(肿瘤)的强化峰值会随着对比剂注射速率的变化出现较大变化。基本上,只要注射速率在临床使用的常识范围内(≤5ml/s),对比剂的注射速率越高,主动脉及富血供组织(肿瘤)的强化峰值就会随之上升。

另外,我们的研究结果显示,使用单位体重对比剂时的平均速率(以体重 60kg 为平均值)达到 6ml/s 时,主动脉的对比剂浓度就会达到稳定水平(第 137~138 页)。在有足够量的对比剂流入的情况下,最终决定主动脉强化峰值的因素应该为心室内容量(心排出量中的对比剂浓度)。上述结果意味着,平均速率达到 6ml/s 以上时,心室内的血液已被对比剂取代,直到对比剂浓度不再上升。因此,在 CT 灌注检查中,为了尽量缩短对比剂的注射时间,有时会使用非常高的速率(8~10ml/s)进行注射,但这样操作是没有意义的。因为以 5ml/s 以上的速率注射的对比剂大部分不会进入心室内,而是会冲进下腔静脉中。

二、多期增强扫描时强化效果相关因素的合理化

1. 最佳对比剂用量

（表 3-5）

表 3-5　最佳对比剂用量要点

- 根据单位体重确定对比剂用量是现在的趋势
- 临床标准："与增强前相比,增强后的肝脏 CT 值上升 50HU 以上"的量
- 最佳对比剂用量为用 300mgI/ml 对比剂,注射 2ml/kg
- 使用固定对比剂用量时,300mgI/ml 对比剂注射 100ml 是不够的

（1）固定对比剂用量和单位体重对比剂用量

预灌装针筒对比剂的出现虽然有利于提高检查效率,但是从肝脏 CT 增强检查的本质来看,由于不能调节对比剂用量,所以并不受大家的欢迎。也有些医院舍弃了小瓶对比剂,依然使用单位体重对比剂用量,着实让人敬佩。但是大部分医院导入了预灌装针筒对比剂,这样就更难采用单位体重对比剂用量。预灌装针筒对比剂广泛普及,加上我们的人种体重较轻,即便是用 100ml 的固定对比剂用量,也不会直接感觉到对比剂不足,因此在日本除了一部分对增强技术有见地的从业人员以外,长期以来,很少有人谈论单位体重对比剂用量的重要性。

最近的多家医院合作研究报告[8]的结论显示,在使用 100ml 固定对比剂用量和单位体重对比剂用量(2.5ml/kg)的受检者组中,单位体重对比剂用量组的门静脉以及肝脏成像能力都明显优于使用固定对比剂用量组,由此可知,在肝脏 CT 增强检查中,根据体重调整对比剂用量已经是现在的标准做法了。

（2）决定对比剂用量的临床标准和基于该标准的最佳对比剂用量

那么相对于单位体重,最佳对比剂用量究竟是多少呢? 关于这一点,美国等国家已经发表了几份报告,但是由于决定对比剂用量的标准模糊不清,最佳对比剂用量至今尚不明确。这是因为正如我们在碘总量章节所述,对比剂作为决定肝脏成像能力的重要因素,为了在肝实质期获得最佳肝脏成像能力,需要估计必需的对比剂用量,但是在检测乏血供肝转移灶时,实际上还无法得知在肝实质期究竟需要获得多少肝脏强化程度。

因此,在很多报告中将"与增强前相比,肝脏 CT 值上升 50HU"作为决定对比剂用量的标准,但是这个标准并没有医学根据,今后还需要继续进行研究探讨。

可是如果没有一定指标,本书也无法继续探讨下去,因此根据以往的报告以及我们的研究结果,在此确定一个最佳对比剂用量。

将用来识别门静脉峰值期的乏血供肿瘤（主要为转移性肝肿瘤）所需的肝脏强化效果设定为 50HU 左右时,Megibow 等人的报告中[9]最佳对比剂用量为 1.5ml/kg、Heiken 等人的报告中[10]为 1.5~1.7ml/kg、山下等人的报告中[11]为 2.0~2.5ml/kg,不同的报告中所述的用量差异较大。我们的研究结果（图 3-6）跟山下等人的结果基本相同,为了获得标准的肝脏强

化效果,对比剂用量至少需要 2.0ml/kg(300mgI/ml 对比剂),如果想保证一个安全范围,同时保持一定程度的最佳肝脏成像能力,则需要 2.5ml/kg。

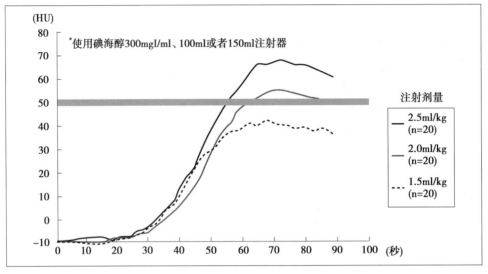

图 3-6　对比剂剂量对肝实质成像效果的影响

尽管用于确定最佳对比剂用量的客观指标仍然不清楚,但临床上通常以"最大肝脏增强
效果比平扫增加 50HU"为指标。在这种情况下,如图所示至少需要 2ml/kg

　　但是考虑到当前的医药经济问题,研究对比剂的必要最低用量很重要,正如我们以后还会涉及的,通过调整增强方法可以在一定程度上提高肝实质期峰值,所以我们可以得出结论,根据达到标准肝脏强化效果的最低限度的浓度对比剂,确定最佳对比剂用量为600mgI/kg。

　　这里所示的最佳对比剂用量的确定过程,是从读片医生检测到病变的角度提出的主观方法,正如八町等人的报告所示,医学放射线技师们也在做相同的尝试,希望根据图像的窗宽和窗位,从客观上获得最佳对比剂用量[12]。山口等人的报告认为,最佳对比剂用量为1.5~1.7ml/kg 左右[13],但一般来说,医学放射线技师们通过优化图像对比度得出的最佳对比剂用量,往往比读片医生建议的对比剂用量少(参见基础篇)。关于这一点,今后双方还需要继续深入交换意见。

2. 最佳对比剂浓度

(表 3-6)

表 3-6　确定对比剂最佳浓度的要点

● 使用 2ml/kg 的单位体重对比剂用量时,对比剂浓度的选择不受限制 　　使用≤320mgI/ml 的剂量也没有问题(因为注射速率↑↑)
● 只使用 100ml 的固定对比剂用量时,选择高浓度对比剂会比较理想 　　≥320mgI/ml,如果可以,以≥350mgI/ml 最佳

(1) 低浓度(300mgl/ml)对比剂的使用条件

对比剂浓度对多时相肝脏 CT 增强扫描方案的影响,从对比剂用量以及对比剂注射速率的影响来看是相对较小的,所以我在前面注明了"用于微调"。实际上,如果对比剂用量和对比剂注射速率能够满足条件,使用低浓度的对比剂也没有问题。但是,如果只能使用低容量(100ml)针筒或者低速注射(3ml/s 以下),情况就会截然不同。为了在肝实质期获得最佳的肝脏成像能力,使用低浓度和低容量的针筒是不能满足条件的,而且如下所述,在低速注射时,低浓度和低容量的针筒也是不适合的。

(2) 从肝动脉峰值期富血供肝细胞癌的检出能力看最佳对比剂浓度(表 3-7)

表 3-7　对比剂浓度对肝动脉峰值期富血供肝细胞癌诊断能力的影响(固定造影剂用量为 100ml、注射速率为 3ml/s)

	300mgl/ml	320mgl/ml	350mgl/ml	370mgl/ml
敏感性	38/50(76)*	49/57(86)	46/56(83)	46/54(85)
特异性	43/50(85)	48/71(68)**	53/59(89)	42/51(82)

注( )内的数字代表百分比%

* =300mgl/ml 时,敏感性明显低于其他组

** =320mgl/ml 时,特异性明显低于其他组

为了调查对比剂浓度对肝动脉峰值期富血供肝细胞癌的检出能力的影响,我们做了如下调查[14]。将使用 300mgl/ml、320mgl/ml、350mgl/ml、370mgl/ml 等 4 种不同浓度的预灌装针筒对比剂进行多时相肝脏 CT 增强检查的人群分成 4 组,对每一组的动脉峰值期图像中的富血供肝细胞癌检出能力做了目测法评估。

为了尽量减少因病例不同而产生的各组之间的偏差,各组的目标结节数量都规定为最少 50 个结节以上,根据门静脉和肝静脉的成像程度,选择尽量在同一成像时间扫描的图像进行 ROC 诊断。由于目的在于调查对比剂浓度的影响,而不是对比剂用量,所以将各组的对比剂注射速率、扫描开始时间设成相同值;为了能够显出对比剂浓度的影响,将对比剂用量设为 100ml、对比剂注射速率设为 3ml/s,均低于理论上认为合理的值。

结果如表 3-7 所示。通过病变检出率可知,300mgl/ml 组的检出率明显低于其他组。根据这个结果我们可以知道,至少需要 320mgl/ml 以上的对比剂浓度。进一步仔细观察就会发现,320mgl/ml 组的病变检出率虽然与高浓度组没有明显差异,但是病变特异性却明显低于高浓度组。这个很难解释,估计是因为 320mgl/ml 组的富血供病变在图像上虽然可识别出强化,但是因为颜色较浅,所以很难断定究竟是不是病变的缘故。其结果是,受检者特征曲线(receiver operating characteristics, ROC)解析中低浓度组(300mgl/ml、320mgl/ml)的 Az值比高浓度组(350mgl/ml、370mgl/ml)的 Az 值低。

如果不是在同一受检者身上进行实验,很难得出确切的结论,如果信任这个结果,在低对比剂用量环境下进行检查时,对比剂浓度至少要在 320mgl/ml 以上,最好能够达到 350mgl/ml 以上。

但是,我要再次重申自己的观点,用对比剂最佳平均注射速率(体重 60kg 用 4ml/s 左右

的速率)注射单位体重对比剂用量时,即便是低浓度对比剂也可以补偿单位时间碘量和总碘量,因此这个结论不正确,大家可以忽视对比剂浓度的问题。关于这个问题,后面将依次进行说明。

3. 最佳对比剂注射速率

(表 3-8)

表 3-8　决定最佳对比剂注射速率的要点

- 对比剂注射速率是影响单位时间碘量的最直接也最重要的因素
- 富血供肝肿瘤病变的 TDC 取决于主动脉 TDC
- 主动脉强化峰值越大越有利
- 采用固定注射速率时,理想速率为 $\geqslant 3ml/s$

(1)无肝硬化的肝脏情况(肝血管瘤、富血供肝转移、FNH、肝细胞腺瘤等)

　　注射速率越快越有利

　　(但是,$>5\sim6ml/s$ 时主动脉强化峰值就会封顶)

(2)有肝硬化的肝脏情况(肝细胞癌等)

　　注射速率越高,假阳性病变(动脉门静脉瘘等病变)的假阳性率也会增加

　　采用固定注射速率时,为 $3\sim4ml/s$

(1) 决定对比剂注射速率的临床标准

注射速率是决定主动脉以及富血供肿瘤 TDC 的最重要因素。临床上多时相肝脏 CT 增强检查所使用的对比剂注射速率为 $2\sim5ml/s$[15],在这个范围内对比剂注射速率和主动脉强化峰值呈正相关性。因此,对比剂注射速率越高,肝动脉峰值期的富血供肝肿瘤的强化效果越佳。

针对对比剂注射速率对富血供肝细胞癌检出能力的影响,根据过去的报告显示,$2ml/s$ 和 $3ml/s$ 之间没有差距[16],而 $2ml/s$ 和 $4ml/s$ 相比,后者明显高于前者[17]。根据这些报告结果,可知注射速率最少需要 $3ml/s$ 以上。

这里需要注意一点。Bae 等人关于 CT 增强理论的著名论文中[3],有这样的记载:"Use of injection rates above 2ml/sec did not substantially increase hepatic peak enhancement. (注射速率高于 2ml/s 基本上不会使肝脏强化峰值显著强化。)"。这表明对比剂注射速率不影响碘总量,原则上也不影响肝脏强化能力。但是,某些专业人士也会过度解读这一结果,认为它同样适用于肝动脉峰值期。当然,这些人士的结论就是"在肝脏动态 CT 中不需要 2ml/s 以上的注射速率",可是这个结论是错误的。

(2) 根据富血供肝细胞癌的诊断能力确定最佳对比剂注射速率

对比剂的注射速率越高,检出肝动脉峰值期的富血供肿瘤(肝细胞癌等)的能力也会提升。因此,在以此为目的的 CT 检查中,对比剂的注射速率至少要在 $3ml/s$ 以上,如能达到 $4ml/s$ 或者 $5ml/s$ 则更好。这个结论对于诊断无肝硬化肝脏的富血供肿瘤(富血供转移、肝

细胞腺瘤、FNH等)是正确的,但是在诊断肝硬化肝脏的富血供肿瘤(肝细胞癌)时,这个结论并不一定正确。当然,对比剂的注射速率越高,富血供肿瘤的检出率也会提高,但是在肝硬化的情况下,不想看到的其他富血供组织(假阳性病变)也会在图像中清晰显现,使得病变特异性降低,可能反而降低了诊断能力。

上述"不想看到的其他富血供组织(假阳性病变)",是指动脉门静脉瘘(图3-7A、B)。众所周知,原本正常人的肝脏中也有动脉门静脉瘘,但是在肝硬化的情况下变得特别明显[18]。实际上,在解读肝动脉峰值期图像时,大家可能会经常遇到对富血供肝细胞癌究竟是不是假阳性病变而犹豫不决的情况。

在这里展示一下我们的实验数据(表3-9)[19]。我们找了3名只有3~5年左右解析增强图像经验的非专业医生(每个人在日常工作中都从头到尾解析过所有类型的图像),改变2组受检者的对比剂注射速率(3ml/s和5ml/s)后扫描,对他们的肝动脉峰值期图像进行解读。所有受检者的背景肝都存在肝硬化现象,因怀疑为肝细胞癌而做了CT检查。2组受检者群相互独立,并征得其中10名受检者的同意,用不同的注射速率进行了2次CT检查。

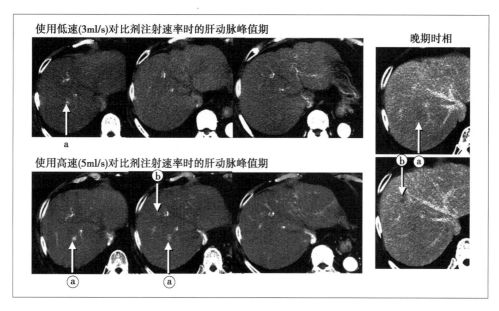

图3-7A　多发富血供肝细胞癌

用不同的对比剂注射速率对同一受检者进行肝动脉峰值期扫描的病例。在这一病例中,肝S8中存在2个富血供肝细胞癌(复发性肝内转移),两者都在晚期出现了强化浓度变淡(晚期快出)的现象。不论是3ml/s的图像还是5ml/s图像中,a作为肝动脉峰值期的强化效果都可以被识别出来,而且在5ml/s的图像中有2层都可以清晰确认。而b在5ml/s的图像中可识别出较淡的强化效果图像,但是在3ml/s的图像中则无法识别。如上所述,注射的单位时间碘量会根据对比剂的注射速率发生巨大变化,其结果富血供肝细胞癌的强化效果也发生变化,达到影响检出能力的程度。另一方面,注意观察肝左叶外侧区域,在5ml/s的图像中明显可见细微的强化效果。对比剂注射速率提高后,外周血管的成像能力也会提高,这表明肝动脉门静脉瘘的出现频率增加

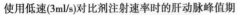

使用低速(3ml/s)对比剂注射速率时的肝动脉峰值期

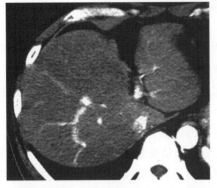 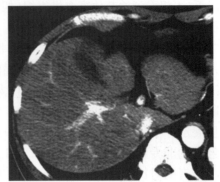

使用高速(5ml/s)对比剂注射速率时的肝动脉峰时相

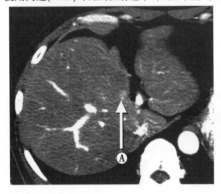 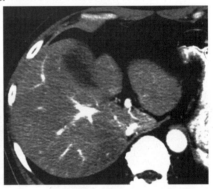

图 3-7B   多发富血供肝细胞癌

用不同的对比剂注射速率对同一受检者进行肝动脉峰值期扫描的病例。在这个病例中，在 5ml/s 的图像中发现肝 S4 中存在 1 个圆形富血供病变(A)。这个结节在 3ml/s 的图像中没被显示出来。在后来的复检中发现这个结节已消失，经诊断为假阳性病变。提高对比剂注射速率，就会像图 3-7A 所示提高病变的检测能力，但是以肝动脉门静脉瘘(shunt)等富血供假阳性病变也将变得更加清晰

表 3-9   对比剂注射速率对肝动脉峰值期富血供肝细胞癌诊断能力的影响
ROC 解析中的 Az 值和病变检出能力

对比剂注射速率	Az 值		检出率	
	3ml/s	5ml/s	3ml/s	5ml/s
读片医生 1	0.97±0.02 *	0.97±0.01 *	27/35(77) **	32/41(78)
读片医生 2	0.97±0.01	0.95±0.02	27/35(77)	32/41(78)
读片医生 3	0.97±0.01	0.97±0.01	30/35(86)	39/41(95)
平均	0.97±0.01	0.96±0.01	84/105(80)	103/123(84)

* =数字代表平均值±标准偏差。

** =(   )内的数字代表百分比%。

ROC=受检者特征曲线(receiver operating characteristics)

　　结果如表 3-9 所示,虽然 5ml/s 的受检者组病变检出率更高,但是 3ml/s 受检者组的病变特异性更高,3ml/s 受检者组的 ROC 解析综合诊断能力稍微好一些。即如果医生对增强图像诊断有着丰富的经验,检测出病变就基本决定了诊断能力,这样的医生更适合使用较高的对比剂注射速率。但如果医生的经验不够丰富,病变特异性可能影响其诊断能力,因此过度提高对比剂的注射速率反而会降低其诊断能力。虽然这项实验由于:①对比剂用量为固定量;②扫描开始时间为开始注射对比剂后 25 秒(5ml/s 组)和 35 秒(3ml/s 组),虽然在各组之间设置了不同时间,但是对每个受检者来说延迟时间可能不是最合适的;③大多数病例的受检者都不一样,而且病例数并不充分等以上 3 个原因,只能算是初步实验,但应该可以作为一个参考来使用。

　　医生只要积累增强图像诊断经验,大部分情况下都能区分是肝动脉门静脉瘘,还是富血供肝细胞癌。但是其中有一些病例,即便后来重新诊断也很难区分,基本上没有医院会让精通肝脏 CT 增强图像诊断的医生来专门诊断肝脏 CT 增强图像。因此我认为,如果要在较为普遍的水平线上选择最佳对比剂注射速率,选择在 4ml/s 左右(使用固定对比剂用量时)会比较稳定。这个结果也是决定后面要说明的“最佳对比剂注射时间”的依据之一。

三、使用固定对比剂注射时间的肝脏多期增强扫描方案

1. 对比剂注射时间的重要性

(1) 单位体重对比剂用量和 MDCT 的导入

　　从这节开始我们将讲述今后会被标准化的肝脏多期增强扫描方案的核心部分。以往在确定扫描方案时,都是先关注如何确定对比剂注射速率,然后再确定对比剂浓度,而对比剂用量则固定为 100ml 预灌装针筒对比剂。使用 100ml 固定用量的预灌装针筒对比剂时,由于对比剂注射时间在无意中保持固定,因此没有太大问题。但是我们在这里论证的是使用单位体重对比剂用量更有优势,因此问题也显现出来了。

　　尤其是 MDCT 的导入也成为导致该问题表面化的重要因素。用单排螺旋 CT(single detector row helical CT, SDCT)对全肝以 5~7mm 层厚扫描时,至少需要 20 秒以上(HAP 持续时间以上),不论对扫描时间如何加以注意,肝脏的上部和下部的扫描时间总会出现时间延迟(time lag)的现象,必然会造成肝脏某个部分的扫描时间过早或者过晚的现象。但是,虽然扫描时间出现偏差,或者受检者之间存在差异,我们反而会因为“扫描需要时间”,而接受了这些偏差。

　　但是以 MDCT 的速度扫描时,看上去全肝扫描时间几乎同时完成,但扫描时间一旦有偏差,全肝扫描时间就会明显出现太早或太晚的“偏差”。而且,由于采用的扫描方法不考虑对比剂注射时间发生变化的因素,只考虑单位体重碘量,因此受检者之间的扫描时间出现显著差异,包括我(作者本人说)在内再迟钝的人也会觉得“有点奇怪”。

（2） 决定对比剂注射时间的因素（表 3-10）

表 3-10 根据对比剂注射时间确定各期相最佳扫描时间

- 决定 TDC 的横轴（=各器官的扫描时间）
- 决定主动脉达峰时间、门静脉以及肝脏强化峰值时间

（1）动脉期（arterial phrase）：

> 主动脉达峰时间
> =对比剂注射时间+对比剂从注射部位到达主动脉的时间（团注时间）
> - 团注时间=<7 秒、平均：2.8 秒（根据文献 3）
> - =平均实测值为 10 秒
> =对比剂注射时间+10 秒

例）注射时间=30 秒时：主动脉达峰时间=30+10=40 秒

（2）肝动脉峰值期（hepatic arterial-dominant phase，HAP）：

- 门静脉增强浓度迅速上升
- 富血供肿瘤的强化峰值比主动脉的峰值稍微延迟数秒

> 富血供肝细胞癌（肝脏最大对比度）= 主动脉达峰时间+3~5 秒
> =对比剂注射时间+13~15 秒

例）注射时间=30 秒时：HAP=30+10+3~5=43~45 秒

（3）门静脉期

- 门静脉浓度达到峰值的期相
- 门静脉 CT 值=主动脉 CT 值

> 门静脉达峰时间=对比剂注射时间+20 秒

（4）肝实质期（hepatic parenchymal phase）

- 肝脏浓度达到峰值的期相

> 肝脏强化峰值时间=对比剂注射时间+30 秒

综上所述，对比剂用量、注射速率、浓度是决定 TDC 纵轴（各器官 CT 值变化幅度）的因素，而对比剂注射时间是决定 TDC 横轴（各器官 CT 值随时间变化）的因素[20,21]。因此，由 TDC 横轴决定的各期相扫描时间就完全由对比剂注射时间决定，因此也就可以理解在肝脏 CT 多期增强检查的扫描方案中，对比剂注射时间是多么重要的因素。

如上所述，采用单位体重对比剂用量时，如果注射速率固定，则各受检者之间的对比剂注射时间就会各不相同，其结果会导致扫描时间出现差异。

尤其是主动脉达峰时间与对比剂注射时间高度相关，除了心率极端异常的病例以外，可以通过对比剂注射时间计算出主动脉达峰时间。

1） 对比剂注射时间和主动脉强化峰值以及肝动脉峰值期扫描时间的关系（图 3-8A）

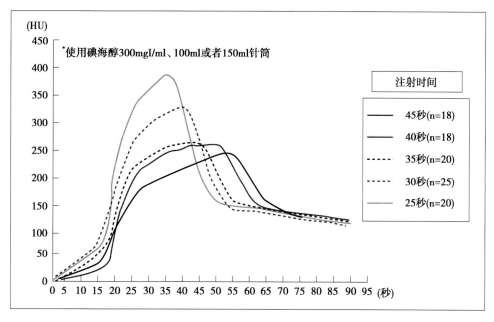

图 3-8A　不同对比剂注射时间的主动脉平均 TDC 的变化（对比剂用量=2ml/kg）
以下称之为"对比剂用量 2ml/kg（以 300mgI/kg 对比剂换算）"

　　根据 Bae 等人的报告，主动脉达峰时间等于对比剂从注射部位（一般为肘关节附近）到达主动脉的时间（团注时间）+注射时间。但是，只要使用高压注射器（power injector），对比剂从注射部位到达右心室的时间基本可以忽略不计，所以这个团注时间实际上就是"对比剂从右心室到达主动脉的时间"根据他们的论文，团注时间（bolus transfer time）平均为 2.8 秒，最迟也在 7 秒以下[3]。

　　但是，该论文中所示的团注时间是通过计算机模型估算出来的理论值，我们觉得会与实测值有细微差别。因此，为了获取实测值，我们医院采用注射时间为 25 秒、30 秒、35 秒、40 秒、45 秒的不同扫描方案，并根据年龄、性别、体重进行匹配，对各组进行了 15~17 例检查，从中得出主动脉的平均 TDC[22,23]。结果如图 3-8A 所示，首先，注射时间越短，主动脉强化峰值越大。其次可以看出，每组中的主动脉达峰时间随对比剂注射时间变化而改变，由此可判断主动脉达峰时间完全由对比剂注射时间决定。而且，每组的主动脉达峰时间都在对比剂注射时间后延迟 10 秒出现，因此，我们可以得出结论，团注时间的平均实测值为大约 10 秒。这一结论与 Leggett 等人使用参考模型研究心脏功能分析理论的论文结果竟然完全一致[24]。他们得出的结论认为"从右心室到主动脉的血液循环时间"为 9.7 秒，因此团注时间 = 10 秒，对于心脏功能正常的人而言，这个值基本上是稳定而且正确。

　　那么，读到这里，相信有些人已经发现，我们之所以可以计算出主动脉峰值时间，实际上并不是因为对比剂注射时间是固定的，而是因为不论对比剂注射时间有多长，上述的团注时间（在多期 CT 增强扫描中，为从对比剂注射时间到主动脉峰值时间的延迟时间）总是固定的(10 秒)。团注时间完全取决于心脏功能,而不受任何对比剂注射因素的影响。因此,如果有受检者身上的现象不符合本书的 CT 增强理论,那肯定是因为该受检者的心脏功能存在异常所致。另外,如果只是调整扫描时间,就不需要像按照后面将要讲述的(参见第 120 页)保持对比剂注射时间固定不变。"保持对比剂注射时间固定不变"的意义在于,所有受检者都获得统一的 TDC,不仅包括扫描时间(TDC 的 X 轴),还包括增强幅度(TDC 的 Y 轴)。另外,保持对比剂注射速率固定不变后,也可以使本书中所述的扫描方案得到统一。

综上所述,主动脉达峰时间可以用以下简单的公式来表达。

主动脉达峰时间＝对比剂注射时间+10 秒(团注时间)

在主动脉达到峰值以后,肝动脉峰值期出现在对比剂快速转移到富血供组织的这个时间窗里,因此肝动脉峰值期的最佳扫描时间可以表示为主动脉强化峰值+α。这个 α 很大程度受富血供肿瘤增强类型的影响,因此不能一概而论,但是根据经验,一般在 3~5 秒之间。因此,肝动脉峰值期扫描时间可以用以下公式表示。

肝动脉峰值期＝主动脉达峰时间+(3~5 秒)

2) 对比剂注射时间与门静脉和肝脏强化峰值时间的关系(图 3-8B、C)

一般认为,"提高对比剂注射速率(即缩短注射时间)后,主动脉达峰时间也会相应提前(在 TDC 上提前),而肝脏强化峰值时间不变(不受对比剂注射速率和注射时间的影响)"。这就是"注射速率提高后 A-H 时间延长,所以有利于肝动脉峰值期扫描"的根据。

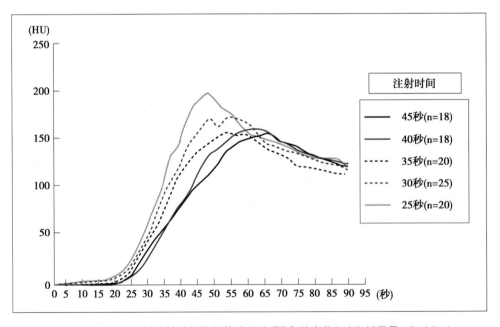

图 3-8B　不同对比剂注射时间的门静脉平均 TDC 的变化(对比剂用量＝2ml/kg)

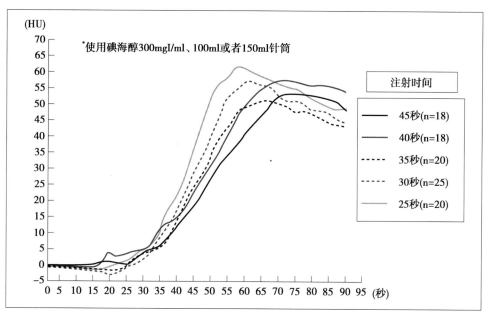

图 3-8C　不同对比剂注射时间的肝实质平均 TDC 的变化(对比剂用量=2ml/kg)

　　然而,在确定上述对比剂注射时间和强化峰值时间时,根据和主动脉同时形成的门静脉 (图 3-8B)以及肝脏(图 3-8C)TDC 可以发现,实际上门静脉以及肝脏强化峰值时间都没有主 动脉达峰时间那么准确,但会随着对比剂注射时间而变化。门静脉以及肝脏的 TDC 形状不 像主动脉 TDC 一样显示清晰明确的强化峰值,一般在肝实质期的扫描时间(增强后 60～70 秒)后,TDC 将不受对比剂注射时间(对比剂注射速率)的影响,呈大致相同的形状,因此一 直以来没有得到关注。但是,门静脉和肝脏血液循环是紧接着主动脉循环出现的,因此可以 推断,门静脉和肝脏强化峰值时间也会在主动脉峰值时间后的一定延迟时间内出现。虽然 各组之间存在一些差异,但是与主动脉达峰时间一样,门静脉以及肝脏强化峰值时间可以通 过对比剂注射时间,用以下简单的公式表达。

门静脉强化峰值时间=对比剂注射时间+20 秒

肝脏强化峰值时间=对比剂注射时间+30 秒

　　另外还希望大家在看到门静脉以及肝脏的 TDC 以后,能够注意到一点:尽管没有主动 脉那么清晰,但是对比剂注射时间越短(对比剂注射速率越快),各期的强化峰值也会更大更 清晰。以前曾经提到“对比剂注射速率不会改变碘总量,所以与肝脏成像无关”,但是在这里 就能明白这个说法并不正确。然而,门静脉和肝脏强化峰值的变化量没有主动脉强化峰值 的变化量大,对初学者来说,先记住“对比剂注射速率不会改变碘总量,所以与肝脏成像能力 无关”这个原则,就不容易搞混。相反,对于学到这里觉得自己的增强理论已经达到“中级到 高级水平”的读者,反倒希望你们能够正确记住在这个章节里提到的现象。因为,这些将成 为后面决定最佳对比剂浓度时的依据。

　　一般认为,肝脏强化峰值时间不会依存于改变峰值单位时间碘量的对比剂注射方法,而只取决于碘总量。但从这张图我们可以看出，肝脏强化峰值时间同样会随着对比剂注射时间而变化。以往的观点认为，缩短对比剂注射时间（提高对比剂注射速率）后，只有主动脉达峰时间会发生变化，从而导致 A-H 时间扩大。但实际上，改变对比剂注射时间并不会使 A-H 时间发生什么变化。但是，与主动脉不同，即便改变对比剂注射时间，肝脏增强开始时间也不会发生什么变化，肝脏强化峰值附近的浓度变化小于主动脉强化峰值的变化，致使肝动脉峰值期的扫描时间窗变大，所以在临床上与以前一样，只要记住"缩短对比剂注射时间（提高对比剂注射速率）后，A-H 时间会扩大"就可以了。

2. 检验固定对比剂注射时间的扫描方案

（图 3-9）

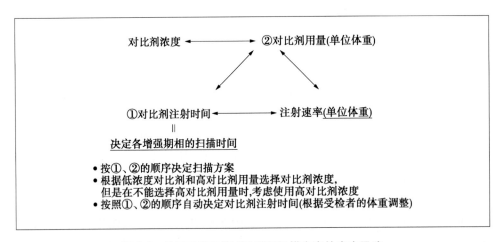

图 3-9   关于确定多期 CT 增强扫描方案的未来思路

（1） 单位体重可变对比剂注射速率的合理性

在多期 CT 增强检查中，最重要的是正确把握各期相的最佳扫描时间，因此在今后的扫描方案中，在确定对比剂用量（和浓度）之后，确定对比剂注射时间就变得非常重要。但是，在使用单位体重对比剂用量的扫描方案中，保持对比剂注射时间固定，就意味着对比剂注射速率也会随单位体重变化。接下来要制定的扫描方案与传统扫描方案的最大区别就在于该单位体重对比剂的注射速率。

但是，使用单位体重对比剂注射速率，会如何影响各个受检者的 TDC 呢？图 3-10A、B 是针对 12 名体重不同的非肝硬化的肝癌受检者，使用低浓度对比剂（300mgI/ml）、单位体重对比剂用量（2ml/kg）、注射时间固定为 35 秒，所形成的主动脉（图 3-10A）以及肝脏（图 3-10B）的 TDC。这 12 名受检者中体重最轻者（42.3kg）和最重者（63.0kg）的单位体重对比剂注射速率分别为 2.3ml/s 和 3.6ml/s，差距为 1.3ml/s。但是这两个人的 TDC 正好位于 12 名受检者的中间，而其他 10 人的对比剂注射速率和 TDC 中的主动脉、肝脏强化峰值之间未见相关性[23]。从图 3-10A、B 中我们也可以看出，使用单位体重对比剂注射速率是合理的。

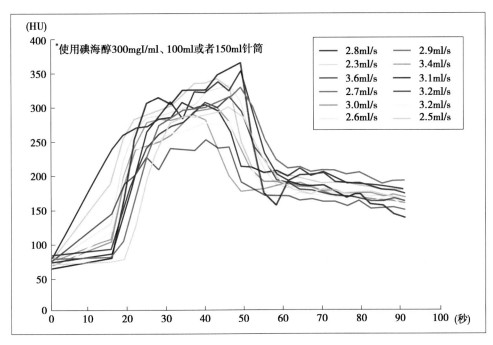

图 3-10A　不同体重受检者(*n* =12) 的主动脉 TDC
不同对比剂注射速率的影响(对比剂用量 = 2ml/kg、对比剂注射时间 = 35 秒)

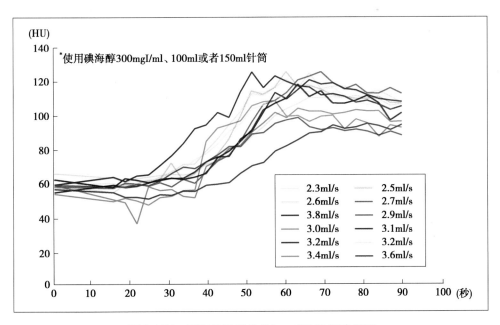

图 3-10B　不同体重受检者(*n* =12) 的肝脏 TDC
不同对比剂注射速率的影响(对比剂用量 = 2ml/kg、对比剂注射时间 = 35 秒)

(2) 主动脉达峰时间(图 3-11,图 3-12A~E)

让我们更详细的看一下对比剂注射时间与主动脉达峰时间以及肝脏强化峰值时间的关系。

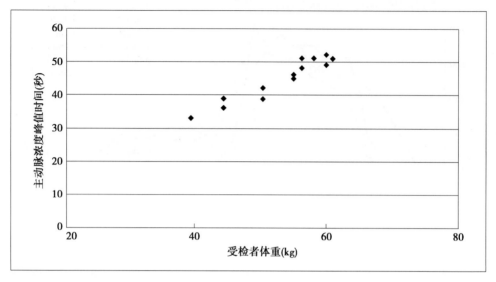

图 3-11   不同体重受检者(*n*=13)的固定对比剂注射速率(根据体重改变对比剂注射时间)和主动脉达峰时间的关系(对比剂用量=2ml/kg、对比剂注射速率=3ml/s)

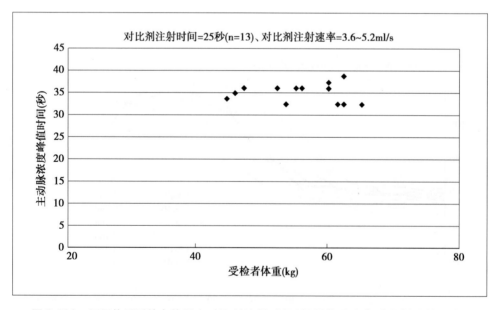

图 3-12A   不同体重受检者的固定对比剂注射时间(根据体重改变对比剂注射速率)和主动脉达峰时间的关系(对比剂用量=2ml/kg)

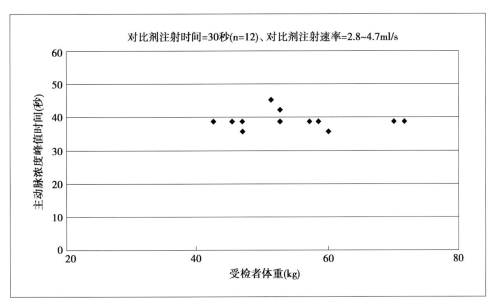

图 3-12B　不同体重受检者的固定对比剂注射时间（根据体重改变对比剂注射速率）和主动脉达峰时间的关系（对比剂用量＝2ml/kg）

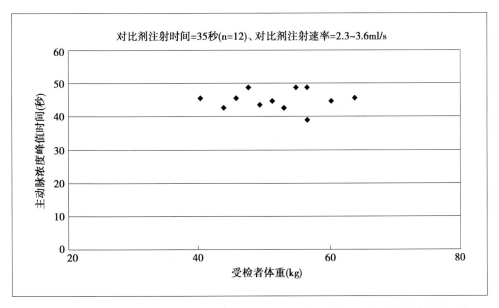

图 3-12C　不同体重受检者的固定对比剂注射时间（根据体重改变对比剂注射速率）和主动脉达峰时间的关系（对比剂用量＝2ml/kg）

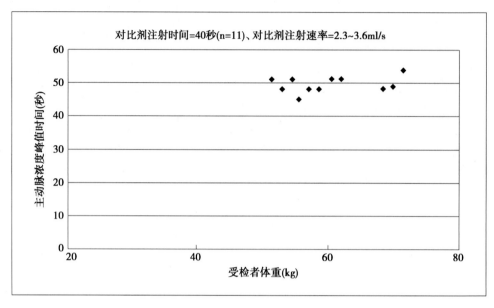

图 3-12D　不同体重受检者的固定对比剂注射时间（根据体重改变对比剂注射速率）和主动脉达峰时间的关系（对比剂用量＝2ml/kg）

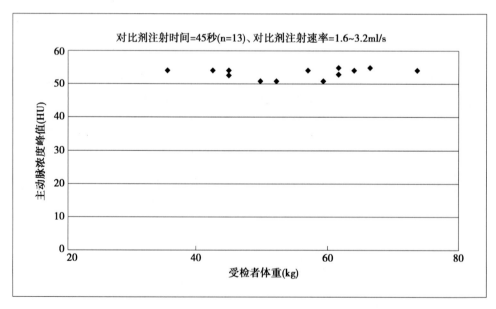

图 3-12E　不同体重受检者的固定对比剂注射时间（根据体重改变对比剂注射速率）和主动脉达峰时间的关系（对比剂用量＝2ml/kg）

图 3-11 是固定对比剂注射速率组（3ml/s）、图 3-12A 是固定对比剂注射时间组（25~45 秒）中各受检者的主动脉达峰时间。

在固定对比剂注射速率组（根据体重改变对比剂注射时间）中，对比剂注射时间随受检者体重增加而延长，所以主动脉达峰时间与体重成比例明显延迟。与固定对比剂注射速率组相比，固定对比剂注射时间组（根据体重改变对比剂注射速率）受检者之间的主动脉达峰时间差异较少。

而且从图中也能看出，如前所述，主动脉达峰时间为对比剂注射时间+10 秒左右。

（3）主动脉达峰时间（图 3-13，图 3-14）

对比剂注射时间对主动脉强化峰值的影响也与上述达峰时间相同。

如图 3-13、图 3-14 所示，在固定对比剂注射速率组（图 3-13）中，受检者之间的主动脉强化峰值与体重成比例显著下降。与之相比，固定对比剂注射时间组中，受检者之间的差异较小（图 3-14）。

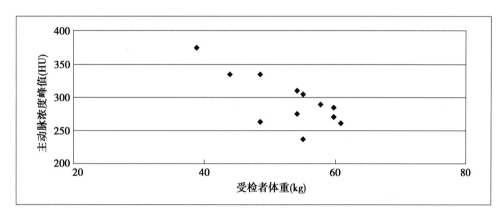

图 3-13　不同体重受检者（ *n*=12）的固定对比剂注射速率（根据体重改变对比剂注射时间）和主动脉达峰时间的关系（对比剂用量＝2ml/kg、对比剂注射速率＝3ml/s）

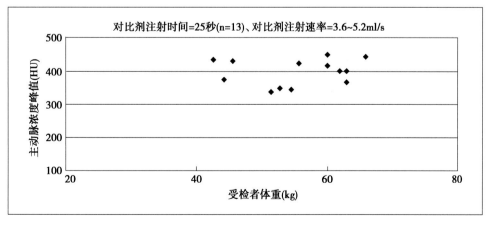

图 3-14A　不同体重受检者的固定对比剂注射时间（根据体重改变对比剂注射速率）和主动脉达峰时间的关系（对比剂用量＝2ml/kg）

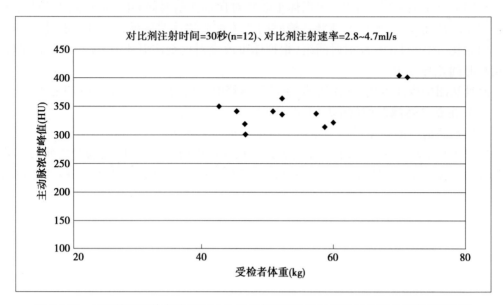

图 3-14B　不同体重受检者的固定对比剂注射时间（根据体重改变对比剂注射速率）
和主动脉达峰时间的关系（对比剂用量＝2ml/kg）

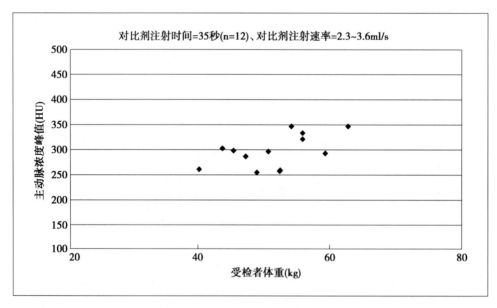

图 3-14C　不同体重受检者的固定对比剂注射时间（根据体重改变对比剂注射速率）
和主动脉达峰时间的关系（对比剂用量＝2ml/kg）

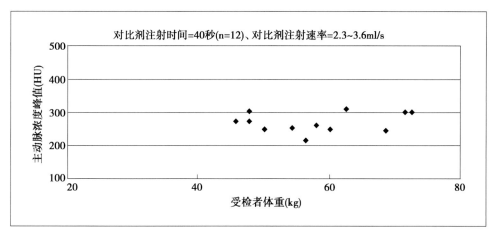

图 3-14D　不同体重受检者的固定对比剂注射时间（根据体重改变对比剂注射速率）和主动脉达峰时间的关系（对比剂用量＝2ml/kg）

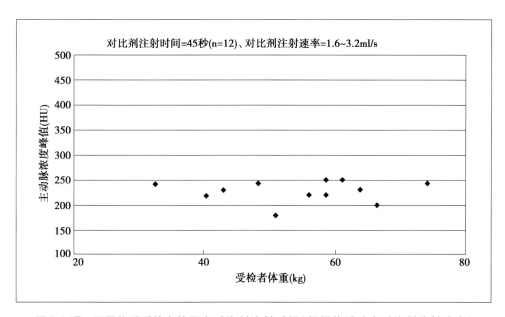

图 3-14E　不同体重受检者的固定对比剂注射时间（根据体重改变对比剂注射速率）和主动脉达峰时间的关系（对比剂用量＝2ml/kg）

综上所述，通过导入单位体重对比剂注射速率（对比剂注射时间固定）的概念，不仅主动脉的扫描时间差异能够得到修正，峰值差异也变小，其结果，各受检者的 TDC 保持相同形状（TDC 重现性）。

（4）肝脏强化峰值时间（图 3-15，图 3-16）

包括对比剂注射速率在内的对比剂注射方法，仅改变单位时间对比剂碘量，并不影响碘总量。因此，对于因碘总量而变化的肝脏增强类型而言，一般来说不会受到对比剂注射方法的影响，所以大家很少注意到对比剂注射时间和肝脏增强类型之间的相关性。但是，如前所述，对比剂注射时间决定了 TDC 的横轴，该效果还会影响肝脏强化峰值时间，所以与主动脉一样,肝脏强化峰值时间也可以通过对比剂注射时间计算出来(肝脏强化峰值时间=对比剂注射时间+30秒)。

图3-15、图3-16显示了肝脏强化峰值时间和对比剂注射时间之间的关系。可以看出与主动脉一样,肝脏强化峰值时间也与对比剂注射时间相关。从平均时间就能发现这一倾向,但是各受检者之间的肝脏强化峰值时间的差异大于主动脉达峰时间,因此建议对比剂注射时间仅作为决定扫描方案时的参考。

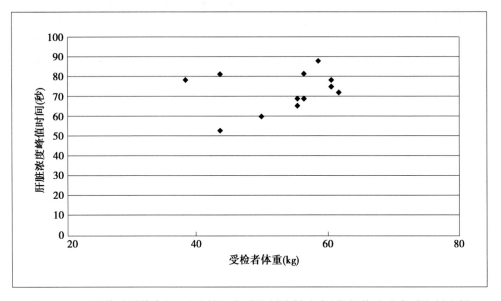

图 3-15　不同体重受检者(n=12)的固定对比剂注射速率(根据体重改变对比剂注射时间)和肝脏强化峰值时间的关系(对比剂用量=2ml/kg、对比剂注射速率=3ml/s)

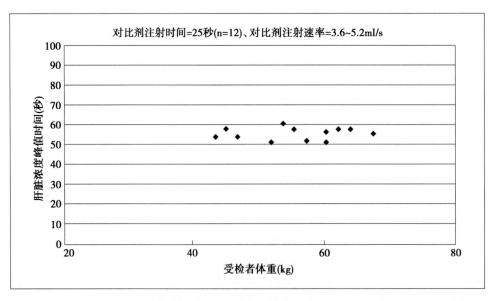

图 3-16A　不同体重受检者的固定对比剂注射时间(根据体重改变对比剂注射速率)和肝脏强化峰值时间的关系(对比剂用量=2ml/kg)

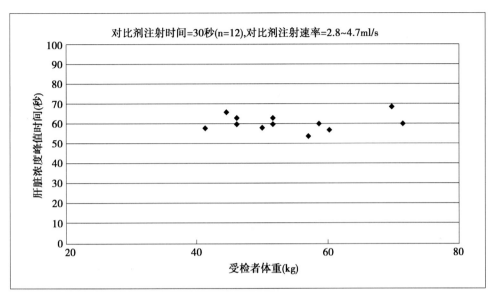

图 3-16B　不同体重受检者的固定对比剂注射时间（根据体重改变对比剂注射速率）和肝脏强化峰值时间的关系（对比剂用量＝2ml/kg）

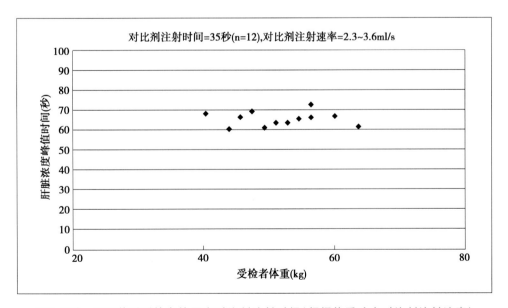

图 3-16C　不同体重受检者的固定对比剂注射时间（根据体重改变对比剂注射速率）和肝脏强化峰值时间的关系（对比剂用量＝2ml/kg）

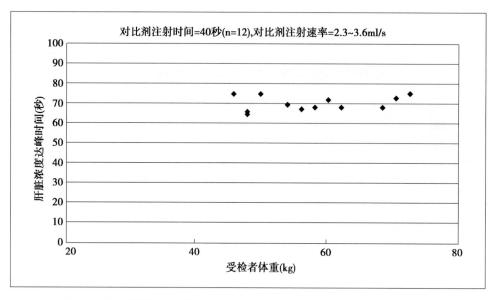

图 3-16D 不同体重受检者的固定对比剂注射时间(根据体重改变对比剂注射速率)和肝脏强化峰值时间的关系(对比剂用量=2ml/kg)

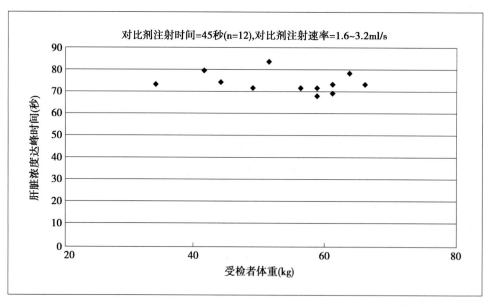

图 3-16E 不同体重受检者受检者的固定对比剂注射时间(根据体重可变对比剂注射速率)和肝脏强化峰值时间的关系(对比剂用量=2ml/kg)

(5) 肝脏强化峰值(图 3-17,图 3-18)

另一方面,固定对比剂注射速率组和固定对比剂注射时间组之间的肝脏强化峰值没有差异。由于肝实质组织的强化效果(CT值)不像主动脉之类的腔内组织(脉管)那么简单,因此各受检者之间的差异肯定比较大,肝脏的强化效果很大程度上取决于碘总量。所以即使固定对比剂注射时间,对于各受检者之间的肝脏强化峰值也不会随之改变。

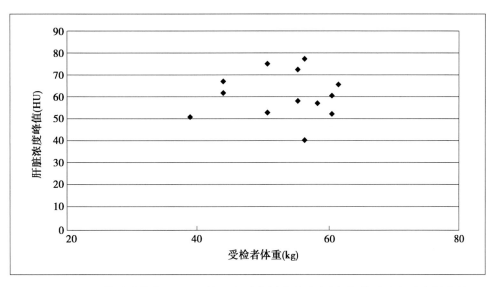

图 3-17　不同体重受检者（*n*＝13）的固定对比剂注射速率（根据体重改变对比剂注射时间）和肝脏强化峰值的关系（对比剂用量＝2ml/kg、对比剂注射速率＝3ml/s）

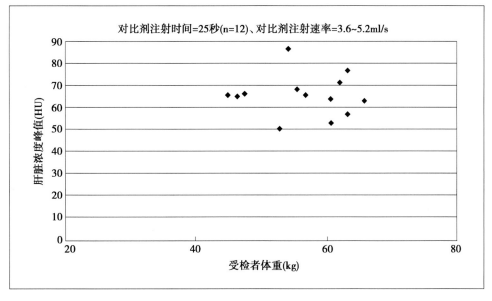

图 3-18A　不同体重受检者的固定对比剂注射时间（根据体重改变对比剂注射速率）和肝脏强化峰值的关系（对比剂用量＝2ml/kg）

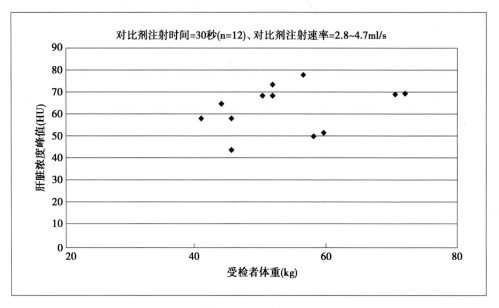

图 3-18B　不同体重受检者的固定对比剂注射时间（根据体重改变对比剂注射速率）和肝脏强化峰值的关系（对比剂用量＝2ml/kg）

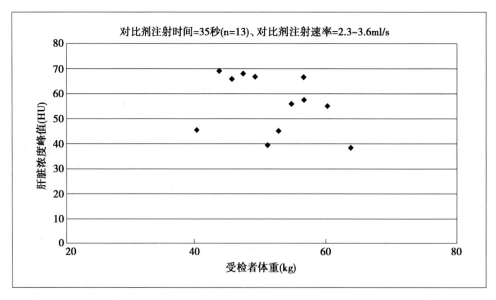

图 3-18C　不同体重受检者的固定对比剂注射时间（根据体重改变对比剂注射速率）和肝脏强化峰值的关系（对比剂用量＝2ml/kg）

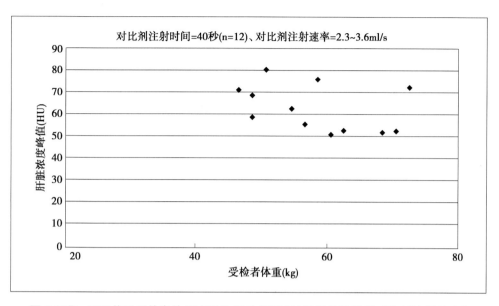

图 3-18D　不同体重受检者的固定对比剂注射时间（根据体重改变对比剂注射速率）和肝脏强化峰值的关系（对比剂用量＝2ml/kg）

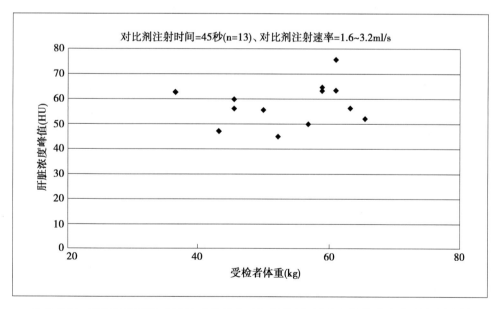

图 3-18E　不同体重受检者受检者的固定对比剂注射时间（根据体重改变对比剂注射速率）和肝强化峰值的关系（对比剂用量＝2ml/kg）

3. 决定对比剂最佳注射时间

（表 3-11）

表 3-11　决定固定对比剂最佳注射时间

（1）将最佳固定注射速率（4ml/s）设定为平均体重的对比剂注射速率 　　平均体重 = 60kg、使用 300mgI/ml 对比剂时 　　对比剂用量 = 120ml（2ml/kg）÷注射速率（4ml/s）= 30 秒 （2）设置保持临床 A-H 时间（肝动脉峰值期可扫描的时间窗） 　　至少主动脉达峰时间≤肝脏增强开始时间 　　对比剂注射时间 = 35 秒时，主动脉达峰时间≈肝脏增强开始时间，所以 30 秒左右为最佳对比剂注射时间 　　根据（1）、（2）可得出结论，最佳对比剂注射时间为 30 秒

（1）对比剂注射时间和临床的 A-H 时间

如上所述，相信大家已经能够理解在今后的肝脏 CT 多期增强扫描方案中，首先将决定各期扫描时间的对比剂注射时间设为固定值的重要性了。那么对比剂注射时间究竟要设为多少才合理呢？在这里我们先复习一下对比剂注射时间对扫描时间以外各因素的影响。

当对比剂用量固定时，对比剂注射时间的变化反过来说也就是对比剂注射速率的变化。因此在考虑对比剂注射时间的变化时，只要记住对比剂注射速率对 TDC 的影响即可。对比剂注射速率是改变单位时间碘量（即碘流率）的因素，主要对 TDC 的前半部分，即主动脉及富血供组织的 TDC 产生影响。将其换为对比剂注射时间后，对比剂注射时间缩短（= 对比剂注射速率加快）后，主动脉及富血供组织的强化峰值就将变大，到达峰值的曲线上升斜率大，而且该强化峰值时间在 TDC 上向前推移（提前）。

此时，肝脏强化峰值时间也与主动脉一样，以同样的比例向前推移，也就是说 A-H 时间不会发生很大变化，但因为肝脏强化峰值的变化没有主动脉及富血供组织的变化大（富血供肿瘤和肝实质的对比度变大），肝脏增强开始时间不会受对比剂注射时间太大影响（图 3-8C），所以在肝动脉峰值期图像中，可以检出富血供肿瘤（可以获得充分的富血供肿瘤-肝实质的图像对比度）的持续时间（临床上定义为 A-H 时间）就会被延长。

听上去有点复杂，简而言之，对我们来说最重要的不是实际 A-H 时间，而是临床 A-H 时间，所以与以前一样，只要记住"缩短对比剂注射时间（提高对比剂注射速率）后，A-H 时间就会延长"的理论就可以了。

（2）根据最佳对比剂注射速率决定最佳对比剂注射时间

如上所述，考虑到对比剂注射时间的影响，对比剂注射时间越短，对肝动脉峰值期或者肝实质期都有好处，但是这么说过于笼统，因此我们来看看具体的时间（秒数）。在"最佳对比剂注射速率"章节得出的结论与主动脉达峰时间以及肝脏增强开始时间的关系就成了此时的指标。

首先，希望大家能够回忆起我们在"最佳对比剂注射速率"章节得出的结论：为了保证肝动脉峰值期的富血供肝细胞癌的诊断能力，将最佳对比剂注射速率设为 4ml/s 是妥当的。

但是,这是在采用固定对比剂注射速率时的情况。

在单位体重对比剂注射速率的概念中,对比剂注射速率会随受检者的体重而变化,因此可以考虑为平均体重受检者的对比剂注射速率为 4ml/s。

根据这个理论,当受检者平均体重为 60kg 时,由此得出的最佳对比剂注射时间为 120ml（2ml/kg）÷4ml/s＝30 秒。因为"日本人的体重较轻",假设平均体重为 50kg,就是 25 秒,如果小于 25 秒,估计注射时间就会过短了。因此,考虑到最佳对比剂注射速率,我们可以得出最佳对比剂注射时间为 25~30 秒的结论。

（3）根据临床 A-H 时间决定最佳对比剂注射时间（图 3-19,表 3-12）

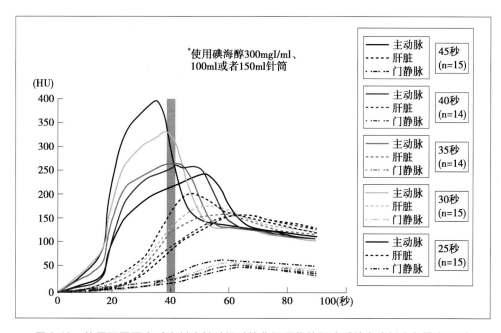

图 3-19　使用不同固定对比剂注射时间时的非肝硬化的肝癌受检者病例中各器官 TDC
灰色部分为与增强前相比肝 CT 值上升 20HU 的时间窗与将对比剂注射时间设置为 35
秒时的主动脉达峰时间基本一致

表 3-12　使用不同对比剂注射时间时的主动脉达峰时间（A_{max}）和肝脏增强开始时间与（L_{20}）的关系（对比剂用量＝2ml/kg）

	对比剂注射时间				
	25 秒	30 秒	35 秒	40 秒	45 秒
L_{20}-A_{max}（秒）	5.3	3.7	0.8	−2.7	−4.5

让我们根据临床 A-H 时间再考虑一下最佳对比剂注射时间。只要明确主动脉达峰时间和肝脏增强开始时间的关系,就能够确定临床 A-H 时间。图 3-19 为不同固定对比剂注射时间组各器官的 TDC。从图中可知,改变对比剂注射时间后,主动脉达峰时间会在 TDC 上大幅前后移动,但是肝脏增强开始时间却没有太大变化。这表示,对比剂注射时间太长,主动脉达峰时间和肝脏增强开始时间的间隔就会消失,或者两者逆转,结果导致肝动脉峰值期的最佳扫描时间窗,即临床 A-H 时间缩短,或者消失。

肝脏增强开始时间的定义有很多,经常会使用 L_{20} 指标,即"肝脏 CT 值比增强前上升 20HU 的时间"。各对比剂注射时间的主动脉浓度峰值时间(A_{max})和 L_{20} 之间的关系如表 3-12 所示。如果对比剂注射时间超过 35 秒,L_{20}-A_{max} 就会转变为负数。也就是说,主动脉浓度峰值时间和肝脏增强开始时间会发生逆转,对比剂注射时间最长不能超过 35 秒,30 秒以下为安全范围[22]。

如上所述,从"最佳对比剂注射速率"和"临床 A-H 时间"这 2 种不同角度考虑,得出最佳对比剂注射时间为 30 秒。

4. 固定对比剂注射时间扫描方案的对比剂浓度选择

(表 3-13)

表 3-13　在使用固定注射时间的扫描方案中选择对比剂浓度

一般认为:
因为单位时间碘量和碘总量决定了各器官的 TDC[浓度(纵)轴],因此不论是低浓度对比剂(高剂量/高流速注射)还是高浓度对比剂,效果是相同的

理论性预测:
即便单位时间以及碘总量相同
(1)通过高流速注射对比剂,使对比剂和主动脉内血液的置换率提升,主动脉强化峰值就会上升
(2)通过高剂量注射,将对比剂到达距离延伸至尽量接近肠道毛细血管的地方,对比剂从整个肠道抵达门静脉的流入期相就会保持一致,肝脏强化峰值上升
根据(1)、(2),高剂量/高流速注射时选择低浓度对比剂更有效,而低剂量/低流速注射时选择高浓度对比剂更有效
低浓度对比剂(高剂量/高流速注射)VS 高浓度对比剂(低剂量/低流速注射)
对比剂注射速率:置换主动脉内血液的对比剂的均匀性
对比剂用量:对比剂到达的距离

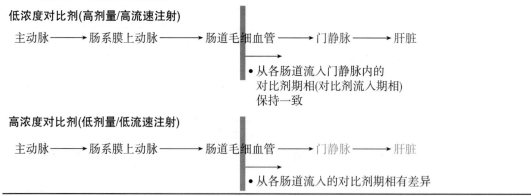

(1) 低浓度对比剂 vs 高浓度对比剂

从目前的研究中可以看出,在对比剂注射时间固定的扫描方案中,最佳对比剂用量=2ml/kg[用低浓度(300mgI/ml)对比剂换算]、最佳对比剂注射时间=30 秒时,对比剂注射速率可以通过换算由这两者计算的体重比来获得。最后需要考虑的因素就是对比剂浓度。

按道理,在注射时间固定的扫描方案中,不需要将对比剂浓度限制为 300mgI/ml 对比剂,不论是中-高浓度对比剂(320～350mgI/ml)还是不足 300mgI/ml 的超低浓度对比剂(实

际上不会使用），只要用相同时间注射（碘流率和碘总量相同）换算为 300mgI/ml 对比剂后含有 600mgI（2ml×300mgI）/kg 碘量的碘总量，就没有问题。

　　让我们来具体看一下：受检者体重 60kg，对比剂注射时间为 30 秒时，如果为 300mgI/ml 对比剂，对比剂用量为 120ml、对比剂注射速率为 4ml/s，但是如果将其换为 370mgI/ml 对比剂，对比剂用量为 97ml、对比剂注射速率为 3.2ml/s。那么，对比剂注射时间和单位时间碘量以及碘总量相同的这 2 种扫描方案，是不是能够获得相同的 TDC 呢？关于这一点我们发现一个很值得研究的报告。Han 等人通过狗和计算机实验模型，证明了即便在对比剂注射时间、单位时间碘量以及碘总量相同的情况下，主动脉强化峰值在高速注射低浓度对比剂时明显高于低速注射高浓度对比剂[25,26]。他们的实验采用了将相同的碘总量（30g）用相同的注射时间（15 秒）进行注射（单位时间碘量相同）的扫描方案，对比剂浓度分别为：①300mgI/ml 对比剂（注射速率＝1ml/s），②150mgI/ml 对比剂（注射速率＝2ml/s）的 2 种浓度。结果显示，②的主动脉强化峰值约为①的 2 倍，肝脏强化峰值高约 1.5 倍。因此，他们总结出"有效注射规定量的对比剂的要点在于，对比剂的稀释和高速注射"的结论。在国内也有报告指出了同样的现象[27,28]，高速注射低浓度对比剂时的主动脉强化峰值确实明显高于低速注射高浓度对比剂。

　　为什么会出现这样的结果呢？对于这个问题现在还仅限于猜测范围，与高浓度对比剂相比，低浓度对比剂：①由渗透压引起的稀释很小，②停留在被称为"dead space（无效剂量）"（参见第 151 页）的上腔静脉中的碘量少等理由[27]以外，还可能是因为对比剂注射速率对"对比剂均匀取代主动脉中的血液"，以及对比剂用量对"对比剂到达主动脉内的距离"产生影响所致。

　　（2）真正的主动脉强化峰值和表面上的主动脉强化峰值（图 3-20）

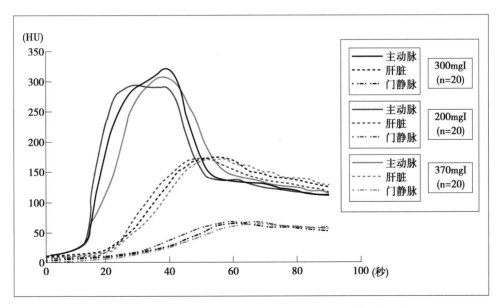

图 3-20　固定对比剂注射时间的扫描方案对对比剂浓度的影响
［注射时间（30 秒）、单位时间碘量（1.2g/s）、碘总量（600mgI/kg）固定］

即便单位时间碘量以及碘总量相同，各器官 TDC 因对比剂浓度而异。图 3-20 为固定对比剂注射时间扫描方案（注射时间 = 30 秒、单位时间碘量 = 1.2g/s、碘总量 = 600mgI/kg）时对比剂浓度的影响。使用超低浓度对比剂时，主动脉 CT 值在某个 CT 值就会见顶（平坦曲线）。因为主动脉 CT 值被认为是由心排出量中的碘量决定的，因此当注射的对比剂已经最大限度地替代了心腔内血液时，之后即便再提高对比剂注射速率，也不会产生任何影响了。200mgI/ml 对比剂 TDC 中所见的主动脉 CT 值的平缓曲线就表示这个状态，是使用 200mgI/ml 浓度对比剂时真正的主动脉强化峰值。

与此相对，在使用 300mgI/ml 以及 370mgI/ml 对比剂的主动脉 TDC 上就看不到此平缓曲线。也就是说，只要提高对比剂注射速率，这两者的主动脉强化峰值就会进一步上升，换言之，并不是真正的主动脉强化峰值（表面上的主动脉强化峰值）。

（3）注射速率对对比剂置换血液时均匀性的影响

在这种 CT 值只能上升到主动脉强化峰值为止的情况下，我们可以预知，主动脉强化峰值的变化取决于心腔内血液置换成对比剂的效果。注意观察各对比剂浓度组的到主动脉强化峰值为止的上升斜率，可知对比剂浓度越低，上升越快。

这表明注射速率快才能将心脏大血管内的血液有效地置换成对比剂。

也就是说，我们可以认为，对比剂置换血液时的均匀性取决于对比剂的注射速率。虽然没有达到 Han 等人在狗身上得出的实验结果的水平[25,26]，使用 300mgI/ml（高速注射对比剂）和 370mgI/ml（低速注射对比剂）时，前者的主动脉强化峰值高于后者，而这一结果被认为是上述对比剂注射速率的影响造成的。

（4）对比剂浓度对门静脉以及肝脏 TDC 的影响（图 3-21）

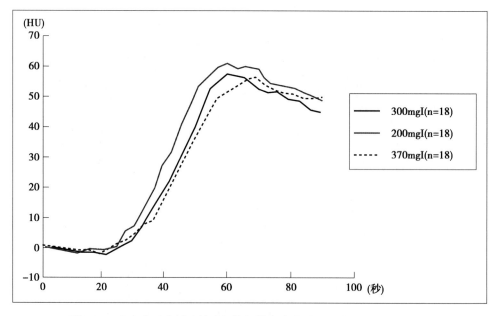

图 3-21　在固定对比剂注射时间的扫描方案中对比剂浓度对肝脏的影响
［注射时间（30 秒）、单位时间碘量（1.2g/s）、碘总量（600mgI/kg）固定］

在图 3-20 中,我们再注意看一下门静脉以及肝脏的 TDC。为便于理解,图 3-21 是从图 3-20 中只选取肝脏 TDC 的图片。不管是门静脉 TDC 还是肝脏 TDC,都能看出与主动脉相同的倾向,而形成该倾向的原因却与主动脉不同。对比剂通过肠道毛细血管时,动脉血压和对比剂注射速率的影响已经没有了,抵达门静脉系统血管的对比剂,已经不再受这些因素的影响。门静脉 CT 值上升程度的差异(TDC 中的上升斜率),反而会受到对比剂从各肠道流回门静脉的期相(定义为门静脉流入期相)的一致程度的影响。

肝脏 TDC 取决于门静脉的强化效果,因此会受到对比剂流入门静脉期相差异的影响。对比剂注射速率较快时,对比剂会均匀地置换主动脉内的血液,而且如果高速注射的高浓度对比剂不能同时抵达各肠道,门静脉流入期相不会统一。

(5) 对比剂用量对其在主动脉内到达距离的影响

对比剂以某个注射速率注射入体内后,对比剂能够到达什么位置,很大程度上取决于对比剂用量,这一点很容易理解。

图 3-22 为可以想到的对比剂注射速率和对比剂用量对主动脉内对比剂浓度的影响。图 3-22 的①和②列出了受检者体重=60kg、增强时的注射时间=30 秒、单位时间碘量=1.2g/s、碘总量=600mgI/kg 等影响 TDC 的所有增强因素。假设这个增强扫描方案在①中使用了 300mgI/ml 对比剂、②中使用了 370mgI/ml 对比剂,此时的对比剂用量和对比剂注射速率分别为:①120ml、4ml/s、②97ml、3.2ml/s。在对比剂用量和注射速率较大的①中,对比剂已经均匀地置换了主动脉内到外周血管的血液,而在对比剂注射速率较小的②中,主动脉内的对比剂分布是不均匀的。本来②的对比剂浓度大于①,在某些部分主动脉内对比剂浓度比①更高,但是由于对比剂的用量较少,所以当比较肠道附近(到达 SMA 以后)对比剂浓度时,①就比②高了。但是图 3-22 只是一种假设,并不是确定的情况,因此实际原因可能还受到其他因素的影响,需要今后继续探讨研究。

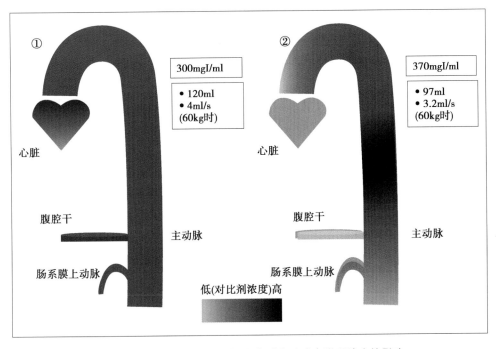

图 3-22　对比剂用量和注射速率对主动脉内增强浓度的影响

但是从 Han 等人的报告[25,26]以及如图 3-20、图 3-21 所示的研究结果可知，从现象上来讲，使用低浓度对比剂（高剂量、高流速注射）时的各器官强化峰值比使用高浓度对比剂（低剂量、低流速注射）时更高，这是在选择对比剂时需要记住的事项。

四、决定肝动脉峰值期扫描时间的辅助成像技术

如前所述，通过导入单位体重对比剂用量和固定注射时间的概念，各器官的 TDC 纵轴（浓度轴）的差异缩小，而横轴（时间轴）基本可以根据受检者的情况进行调整（TDC 的重现性）。关于肝脏多期增强检查中的常规扫描方案，在前面我们已经做了充分的学习，而在本节中，我们将探讨如何针对每个检查制定更严谨的扫描方案（表 3-14）。

表 3-14　决定肝动脉峰值期最佳扫描时间的辅助成像技术

对比剂注射时间以外影响扫描时间的因素

- 受检者的身体因素（心排出量、脉搏、有无肝硬化等）
- 肿瘤血流动态相关因素（血供、肿瘤血管通透性和细胞结构）

1. 双动脉期扫描方案（Doubl arterial-phase protocol）

- "撞大运"的想法
- 使用"固定延迟时间"时有效
- 检查结构简单
- 受检者的辐射↑、扫描层数↑、球管负荷↑

2. 计算机辅助自动团注跟踪技术（Smart Prep，Real Prep.）

- "一击必中"的想法（没击中就惨了）
- 需要确定 CT 阈值和到主扫描为止的延迟时间
- 检查构成复杂（受检者的辐射↑）
- 受检者的辐射↑、扫描层数→、球管负荷↑

1. 对比剂注射时间以外影响扫描时间的受检者和肿瘤方面的因素

在考虑 TDC 的重现性时，固定注射时间的概念是从增强方法的角度得出的理论，该理论不会受时代变化的影响。但是，实际上对比剂是在受检者体内移动的，因此将受到受检者各种内在因素的影响。而且要检查的肿瘤其内部结构也多种多样，同样存在很多影响 TDC 的因素。

受检者因素主要为年龄、性别和心率，而肿瘤因素则为 vascularity（血供）和 permeability（肿瘤血管通透性）等。其中，肿瘤因素在检查前大多数都无法预测，所以很难进行修正，但是受检者因素则可以在检查前掌握一些信息。因此，如果知道受检者方面的各个因素对 TDC 产生的影响，就可以在每项检查中采取一些修正手段进行调整。

（1）受检者的年龄、性别（图 3-23A、B）

在研究受检者年龄分别对主动脉、门静脉、肝实质的强化峰值和达峰时间的影响时，我

们只在门静脉达峰时间观察到了统计学上显著的差异。

门静脉的达峰时间随着年龄的增长而延迟。该项研究显示,每增长 10 岁,达峰时间就会延迟大约 1 秒钟。由于每个人的个体差异较大,这只是一个大概的指数。这个延迟时间也许是因为随着年龄的增长,血流通过肠道毛细血管的时间延长所致,但是在现阶段还没有明确的理论能够说明这个原因。

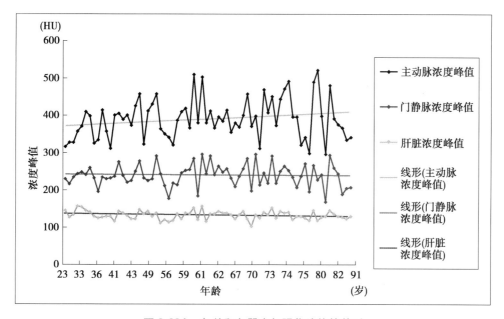

图 3-23A　年龄和各器官与强化峰值的关系

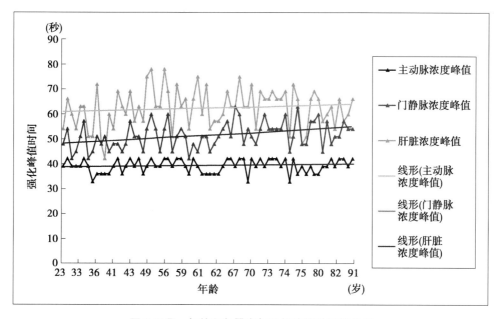

图 3-23B　年龄和各器官与强化峰值时间的关系

(2) 受检者的心率(图 3-23C、D)

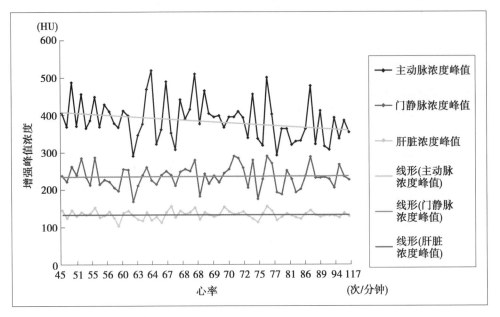

图 3-23C   心率和各器官与强化峰值的关系

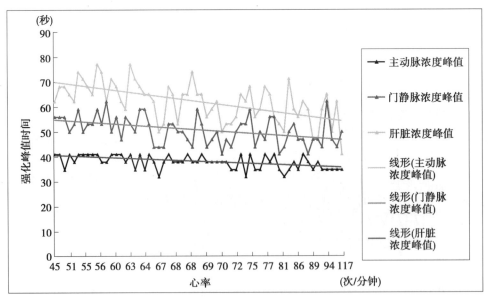

图 3-23D   心率和各器官与强化峰值时间的关系

受检者的心率决定了从心脏输出到主动脉的对比剂用量,因此很容易推断每个器官的 TDC 都受心率很大影响。根据我们的研究,主动脉强化峰值会随着心率的增加而减少。而且,主动脉、门静脉达峰时间都会随着心率的增加而出现提前的倾向。肝脏强化峰值时间也出现了少量的提前现象。

流入左心系统的对比剂受右心室搏动的影响,但是右心系统-肺部的对比剂速度基本可以认定为是固定的。即对比剂单位时间以固定速度流入,再由左心室泵出,结果随着心率增加每次心跳的对比剂输出量将减少。

因此,心率增加,主动脉强化峰值就会下降。而且,心率增加虽然会减少每次心跳的对比剂输出量,但也会提高心输出效率,因此可以加快对比剂的流动,这也就能够解释为什么各器官的强化峰值时间提前了。

这次研究中,虽然只有主动脉和门静脉达峰时间出现了统计学上的显著差异,但是随着病例数的增加,预计其他项目也可能会出现明显差异。

(3) 心率测量方法

受检者心率的测量方法有很多种,但受检者刚进入检查室时和上了检查床之后的心率测量结果很容易出现差异。这与受检者自身的心理因素(容易紧张等)和其他检查环境因素(技师是个令人害怕的光头等)有关,因此无法预测。

而且,上了检查床之后,在为了确保注射路径而进行的对比剂注射时,也会导致心率发生较大变化(大多数为心率增加)。另外,受检者心率必然会因注射对比剂(大概注射100ml以上)而增加。我们从注射对比剂前开始连续监测受检者心率后发现,从开始注射到注射期间和注射刚刚结束为止,心率基本没有变化。但是,注射结束十几秒后基本上所有病例都出现了心率增加的现象。这大概是因为交感神经系统对用量负荷做出反应的缘故,但是我们认为,在考虑TDC时,使用交感神经反应前(即从注射开始到注射刚刚结束为止的基本固定的时间)的心率会更准确。这里显示的数据使用了通过受检者身上的心电监护仪测量到的从对比剂注射开始到注射刚刚结束为止的心率。

2. 决定肝动脉峰值期最佳扫描时间的辅助成像技术

(1) 与固定对比剂注射时间扫描方案的结合

在决定肝动脉峰值期最佳扫描时间的辅助成像技术中,最具代表性的是双动脉期成像(double arterial-phase imaging,DAP)[6,7]和Real Prep. 等计算机辅助自动团注跟踪技术(以下简称为Real Prep.)。在讨论增强理论时,经常会有人问:"使用Real Prep. 决定扫描时间和采取固定对比剂注射时间扫描方案,究竟哪个更好?"或者"使用固定对比剂注射时间扫描方案,是不是就不需要Real Prep. 了?"等问题,因此在这里大家必须弄清楚,这些辅助成像技术和固定对比剂注射时间的扫描方案并不冲突。相反,如果结合得好,可以制定更准确的扫描方案。

例如,假设用Real Prep. 将主动脉内的触发CT值设定为50HU。这时,如果主动脉强化峰值及触发CT值以后的TDC形状不同,50HU这一触发CT值对每个受检者就会有不同的含义。如上所述,不论是双动脉期成像的扫描时间,还是通过Real Prep. 设定触发CT值或延迟时间,其前提都要保证每个受检者TDC的可重复性,所以即便使用这些辅助成像技术,也必须使用固定对比剂注射时间扫描方案来执行操作。

(2) 双动脉期成像(DAP)(图3-24,图3-25)

DAP利用MDCT的时间分辨率,以肝动脉峰值期时间内为中心,在早期和晚期对肝动脉峰值期扫描 2 次[6]。通过肝动脉峰值期两次扫描，解决富血供肝肿瘤的血供和血管通透性无法事先预测、肝动脉峰值期有一定时间幅度等问题，在某一期相用最佳扫描时间检出肿瘤。

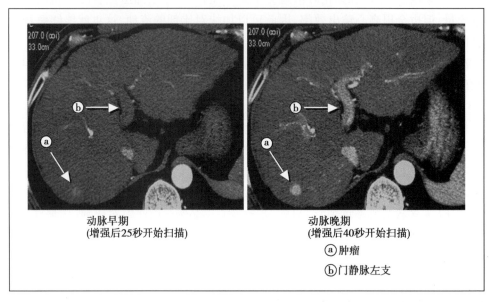

图 3-24A　富血供肝细胞癌（典型病例）

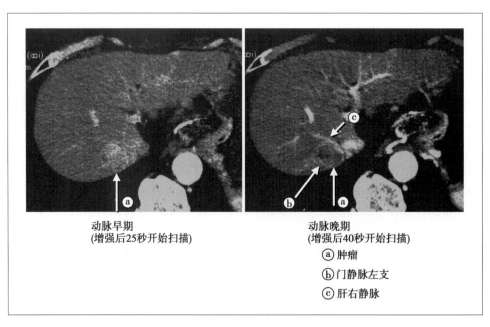

图 3-24B　富血供肝细胞癌（非典型病例）

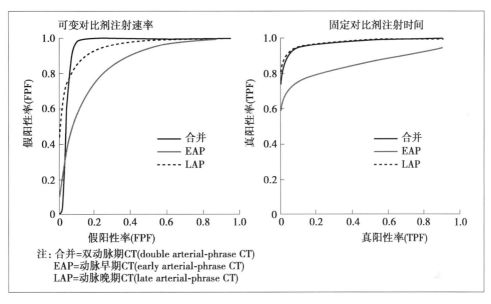

图 3-25　双动脉期成像（DAP）在可变及固定对比剂注射时间扫描方案中的实用性（ROC 解析）

本医院进行 DAP 扫描时，是在对比剂注射开始后，以动脉早期（early arterial phase，EAP）25 秒、动脉晚期（late arterial-phase，LAP）40 秒的固定扫描时间（固定延迟时间）进行扫描[7]。图 3-24A、B 是以肯定 DAP 扫描方法为基础的病例。典型的富血供肝细胞癌（图 3-24A）通常在 LAP 中与周围肝组织形成良好的对比度。但是，即便是相同的富血供肝细胞癌，有很多病例在扫描时间明显较早的 EAP 中已经明显强化，到了 LAP 时强化变淡（图 3-24B）。遇到这样的病例时，大家都会认为 DAP 扫描对检出富血供肝肿瘤是有用的。确实，受肿瘤因素的影响，病例不同，肿瘤的扫描时间也不同。但是，到现在已经学了那么多增强理论的读者，应该发现这两个病例的扫描时间是不一样的。

在图 3-24A 中应该可以看出，在 EAP 没有增强的门静脉，但在 LAP，门静脉左支出现明显强化。也就是说，在这个病例中，LAP 是在最佳时间扫描的，这与肿瘤在该期相明显强化不矛盾。但是，在图 3-24B 中，门静脉强化效果确实很好，不过在 EAP，门静脉也同样出现了强化。其实在这里更应该注意到的是，肝右静脉在 LAP 已经成像。如前所述，在最佳扫描时间里肝动脉峰值期是否成像，其条件就是门静脉已经强化，但是肝静脉还没有强化。因此，在图 3-24B 中，EAP 更接近最佳扫描时间，LAP 作为肝动脉峰值期来说已经太晚了。实际上，这些病例是用固定注射速率注射单位体重对比剂用量时的图像，每个受检者的对比剂注射时间不同，所以每个病例的扫描时间自然也不一样。

在图 3-25 中，列出了在可变和固定对比剂注射时间扫描方案下，DAP 对富血供肝细胞癌检出能力的 ROC 解析结果。当然，如果针对不同受检者决定对比剂注射时间，则肝动脉峰值期的出现时间也会不同，因此与单独分析 EAP 或 LAP 的图像相比，同时分析两个图像，更能有效提高肿瘤的检出能力。但是，如果对比剂注射时间固定，将 LAP 的扫描开始时间调整为理论上决定的最佳扫描开始时间，那么 EAP 在肿瘤检测能力中的作用就消失[7]。刚刚提出 DAP 理论的时候，包括固定注射时间概念在内的增强理论尚未形成体系，可以说正是因为大家都认为"不论哪一种增强方法，肝动脉峰值期都会出现在给药后40秒左右"，才使 DAP 得到了普及推广。从结论来看，DAP 不应该仅限于检出富血供肝肿瘤使用。

确实有些病例（图 3-26A）单纯因为肿瘤血流动态的特殊性，可以通过 DAP 检测出肿瘤。但是这种病例极少，所以不能成为强求其他大多数受检者增加辐射的理由。

只是为了否定 DAP 的使用，为什么需要花这么多篇幅呢？原因就在于辐射的问题。日本的医疗放射线辐射为世界第一。当然这与 CT 普及率有很大关系，但也与日本对辐射认识极低有很大关系。为了改善这种情况，放射科医生和技师起到了很大的作用。除非有很大的益处，否则应尽量避免增加辐射。DAP 扫描除了能检测出肿瘤以外，还有其他优点。例如，在检测出肿瘤的同时，还可以提供动脉和门静脉的 3D 图像（图 3-26B、C）。如果限制在手术病例范围内，这还是非常有意义的（如果能因此而省去以 mapping 为目的的血管造影）。如上所述，希望大家能充分确定增加辐射确实能够获得某种意义之后，再对受检者提出要求。

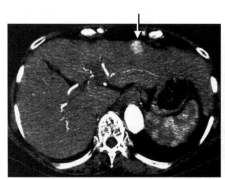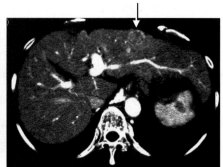

早期动脉期(early arterial-phase，EAP)
(增强后25秒开始扫描)

晚期动脉期(late arterial-phase，LAP)
(增强后40秒开始扫描)

←：富血供肝细胞癌

图 3-26A　富血供肝细胞癌（非典型病例）

在这个病例中，虽然在动脉早期（EAP）时肝脏左叶外侧区域（S3）的肿瘤（箭头）已经明显强化，但是在动脉晚期（LAP）时肿瘤内的强化效果已经被减弱，好像只有被膜形成环形高密度强化

而在 EAP 中则没有发现门静脉的强化效果，作为肝动脉峰值期，扫描时间明显过早，因此，可以看出在这个病例中最佳肝动脉峰值期在 LAP 附近

正如这一病例所示，确实存在纯粹因为肿瘤内血流动态的特殊性导致早期（动脉期）就已经明显强化，在最佳肝动脉峰值期肿瘤的强化已经消失的病例，但是这种比例极小

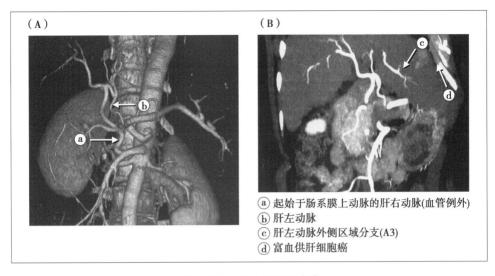

ⓐ 起始于肠系膜上动脉的肝右动脉(血管例外)
ⓑ 肝左动脉
ⓒ 肝左动脉外侧区域分支(A3)
ⓓ 富血供肝细胞癌

图 3-26B　富血供肝细胞癌

从图 3-26A 所示病例的动脉早期(EAP)重组的容积再现(VR)(A)和最大密度投影(MIP)
(B)的图像。在 VR 图像中我们可以看出,肝右动脉起始于肠系膜上动脉,与起始于腹腔干的
肝左动脉通过吻合支连接在一起。在平行于肝左动脉外侧区域分支(A3)的斜面重组的 MIP
图像中,我们可以看出,在 EAP 中被识别为 S3 的富血供肝细胞癌从 A3 获得血液供给。这些
信息对肝动脉栓塞术(TAE)及其他手术的实施是非常有用的

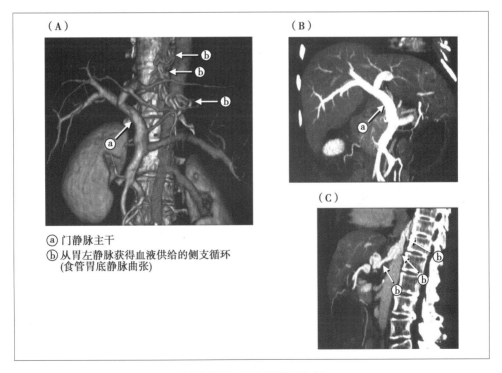

ⓐ 门静脉主干
ⓑ 从胃左静脉获得血液供给的侧支循环
　　(食管胃底静脉曲张)

图 3-26C　富血供肝细胞癌

从图 3-25A 所示病例的动脉晚期(LAP)的容积再现(VR),(A)以及最大密度投影(MIP)
(B 冠状位、C 矢状位)的图像。在期相方面,LAP 与门静脉强化最明显的门静脉期基本一致,
可谓是适合重组门静脉立体图像的期相。VR、MIP 图像清楚地显示了门静脉及其分支的解
剖结构。此外还可以显示包括食管胃底静脉曲张在内的侧支循环,对于评估肝硬化、选择静
脉曲张的治疗方法(硬化疗法或 B-RTO 时)非常有用

(3) 计算机辅助自动团注跟踪技术(computer-assisted automatic bolus-tracking technique)(图 3-26 ~图 3-28)

这是 CT 设备内嵌的一个软件系统,通过球管在低剂量环境下连续转动,实时跟踪主动脉内的 CT 值变化,当主动脉 CT 值达到阈值时,CT 设备会自动进入扫描准备状态,最具代表性的就是 Real Prep. (图 3-27)(CT 技术不是本书的主要目的,因此详情不在这里赘述)。在讨论是否使用这种扫描技术前,首先让我们来回顾一下决定主动脉达峰时间和肝动脉峰值期扫描时间的公式。

$$主动脉达峰时间=对比剂注射时间+10 秒(团注时间)$$

$$肝动脉峰值期=主动脉达峰时间+3 ~ 5 秒$$

在上述公式中,对比剂注射时间可以通过计算来正确求出,对决定各扫描时间的作用最大。但是,关于肝动脉峰值期从团注时间和主动脉达峰时间延迟多久,也只有平均值或是经验值,所以在不同受检者和肿瘤之间肯定会出现差异。

为了使增强理论能够系统化,对这些作用较小的因素造成的差异,一直以来都没有提及。但是对于严重心脏病等特殊病例,这些差异无法忽视。Real Prep. 是实际测量上述公式中的不确定因素,即团注时间的技术,如果使用正确,将会是一项非常有用的技术。被认为绝对有用的技术是获取动脉 3D 图像的技术,这时,不仅可以优化扫描时间,还有可能达到减少对比剂用量的效果。

那么,在检测富血供肿瘤方面又是怎样的呢? 从结论来讲,常规使用 Real Prep. 还为时过早。在 Real Prep. 中,从达到阈值到开始主扫描之间,需要设定延迟时间以便向受检者发出信号让其屏气。理论上,每个受检者触发时间(团注时间)的差异,反映出受检者循环状态的差异,因此,随后形成的主动脉 TDC 也会随着触发时间的不同而发生变化。也就是说,需

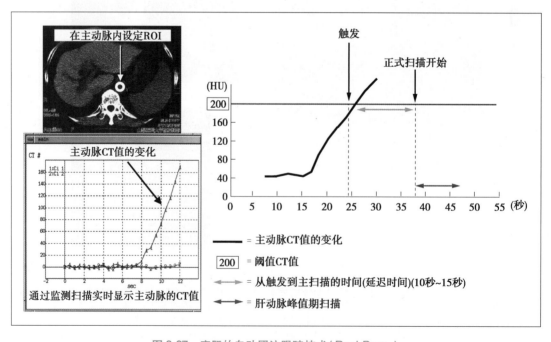

图 3-27　实际的自动团注跟踪技术(Real Prep.)

要根据触发时间的差异,自动调节延迟时间。目前,这个延迟时间是手动输入的,还没有先进到可以在触发后自动调整。此外,与 DAP 一样,还存在增加辐射的问题。在 Real Prep. 中以低剂量进行的监测扫描,直觉上增加的辐射少于 DAP 扫描。但是,如上所述,监测扫描是在某个固定截面上进行的,所以该部位皮肤受到的辐射剂量非常高。为了检测出肝动脉峰值期的富血供肿瘤,特意在固定对比剂注射时间扫描方案中增加 Real Prep. 的好处至今尚不明确。由于现阶段尚无用来客观对比整体辐射和局部辐射的辐射标准,因此该方法必须限于严重心功能不全等病例使用。

　　预测的主动脉 TDC 取决于增强扫描方案,因此为了检出富血供肝细胞癌而使用 Real Prep. 时,需要在每个增强扫描方案中设定触发 CT 值及延迟时间,下面将以一个例子作为参考(图 3-27)[29]。如前所述,现阶段延迟时间无法自动调整,为了尽量消除扫描误差,最好在主动脉达峰时间附近设定阈值让其触发〔(动脉扫描时,设定一个用来检测对比剂到达主动脉的时间(团注时间)的阈值)〕。该病例使用的增强扫描方案为:对比剂用量 = 100ml 固定、对比剂浓度 = 350mgI/ml、对比剂注射速率 = 3ml/s、对比剂注射时间 = 33 秒固定。在此方案下,有的受检者的主动脉强化峰值达不到 250HU,因此考虑到安全范围,将阈值设为 200HU。从对比剂注射速率考虑,肝动脉峰值期最佳扫描时间的扫描中央时间为 45~48 秒。全肝扫描时间为 10 秒,因此需要设定延迟时间以便让扫描开始时间在 40~43 秒之间。实测显示,在这个情况下延迟时间为 10~15 秒(实际上 15 秒最佳)。可知在相同增强扫描方案下,DAP 扫描和使用 Real Prep. 的单动脉期扫描(SAP),两者的诊断能力基本相同(图 3-28,图 3-29)。

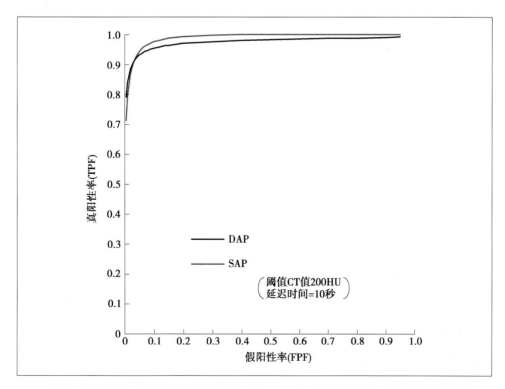

图 3-28　双动脉期成像(DAP)和使用 Real Prep. 的单动脉期成像(SAP)的肝动脉峰值期富血供肝细胞癌检出能力比较(ROC 解析)

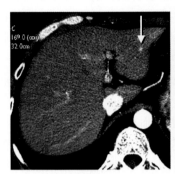 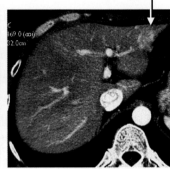 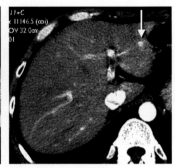

动脉早期
(增强后25秒开始扫描)

动脉晚期
(增强后40秒开始扫描)

使用Real Prep.的单动脉期成像(SAP)
(触发值=200HU、延迟时间=10秒)

DAP

←富血供肝细胞癌

图3-29   富血供肝细胞癌

在DAP扫描的动脉早期,肿瘤还只是点状强化,很难与血管区分。在动脉晚期,扫描时间已经较晚,肿瘤周围出现的A-P分流使得肿瘤很难识别。在使用Real Prep.的SAP扫描中,可以在最佳扫描时间进行扫描,因此可以识别肿瘤

五、注射对比剂后的生理盐水跟注(冲管)效果

（表3-15）

表3-15   注射对比剂后生理盐水的跟注效果

主动脉成像能力	1)主动脉强化峰值↗(统计学上没有显著的差异)
	2)达到主动脉强化峰值为止的斜率↑
	3)主动脉强化峰值达峰时间→
	4)动脉期持续时间↗
门静脉成像能力	1)门静脉强化峰值↑
	2)达到门静脉强化峰值为止的斜率↑
	3)门静脉强化峰值达峰时间→
肝脏增强能力	1)肝静脉强化峰值↑
	2)达到肝静脉强化峰值为止的斜率↑
	3)肝脏强化峰值达峰时间↓

要点

1. 对强化效果的影响在门静脉上最显著

   强化效果:门静脉>肝脏≫主动脉

   门静脉强化峰值:上升10%～15%

2. 如果希望对肝脏成像能力产生效果,需要大量的生理盐水(≥1ml/kg)

　　肝脏强化峰值:上升 10% 左右

　　1.5ml/kg 的对比剂用量,肝脏强化峰值≈50HU

　　(有可能减少对比剂使用量)

1. 无效区的对比剂

　　对比剂高压注射器强制产生注射压力,从而形成了对比剂注射入体内的注射速率。注射压力消失以后,对比剂的输出由体内血流动态支配。因此,在对比剂注射结束前注入体内的一定量的对比剂,在注射结束时还在低流速的静脉系统血管(上肢静脉内)内,与已经抵达心脏动脉循环中的对比剂不同,形成了另外的循环。

　　这表明,为了提高增强效率而特意单时相注入的一部分对比剂没能得到有效的利用。通过对比剂高压注射器快速静脉注射生理盐水,将注射结束时残留在静脉血管(无效区,dead space)中的对比剂全部推入主动脉内,这就是生理盐水跟注(冲管)的原理。有报告显示,在胸部 CT 检查中,通过增加生理盐水跟注,可以达到:①减少无效区里残留对比剂造成的严重伪影;②提高心脏大血管的成像率;③减少对比剂用量(25% 左右)等效果[30],那在腹部是否也能得到相同效果呢?

2. 在肝脏 CT 多期增强扫描检查中生理盐水跟注的实际效果

　　在不同器官上,跟注的实际效果各不相同。从结论来看,生理盐水跟注对强化效果的影响,是按照门静脉>肝脏>主动脉的顺序排列的,下面将根据实验数据[31],分别详细说明。

　　用固定对比剂注射速率(3ml/s)注射 1.5ml/kg 的对比剂用量(300mgI/ml),与注射等量对比剂后再以低剂量(0.5ml/kg)和高剂量(1.0ml/kg)的生理盐水跟注(注射速率=3ml/s)的情况进行了对比。同时还与仅注射对比剂组(2.0ml/kg 及 2.5ml/kg 组)进行了对比(该组的对比剂注射时间与生理盐水跟注组相同)。各组受检者的性别、年龄、体重都进行了匹配。

(1) 主动脉(图 3-30)

　　观察各组从开始上升直至达到强化峰值时的斜率,高剂量生理盐水跟注组的上升斜率比低剂量跟注组以及无跟注组更陡。这一倾向与仅注射高剂量对比剂组基本相同。强化峰值时间在生理盐水跟注组和无跟注组之间并未发现差异,但是在高剂量生理盐水跟注组与低剂量跟注组和无跟注组相比,强化峰值虽然未发现明显差异,但仍有偏高的倾向。

　　综合上述结果,我们可以得知:①强化峰值时间取决于只注射对比剂时的注射时间,不受生理盐水跟注的影响;②不受生理盐水跟注的影响,而受到从"右心-肺"挤压到左心系统的对比剂的影响,强化峰值达峰前的斜率较大;③强化峰值基本取决于对比剂用量,但是由于少量的容积效应(volume effect,参考第 109 页),生理盐水跟注组的强化峰值大于无跟注组;④为了得到上述生理盐水跟注效果,需要进行高剂量的生理盐水跟注。

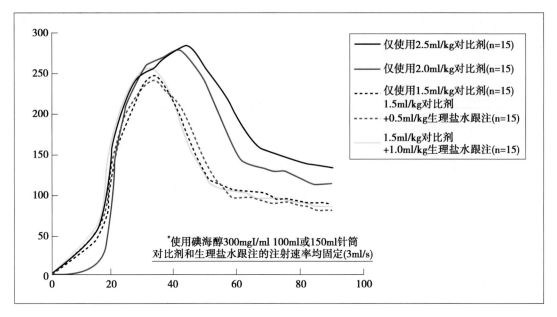

图 3-30　生理盐水跟注效果对主动脉强化效果的影响

关于临床意义,虽然不太可能因为生理盐水跟注而减少对比剂用量,但主动脉保持一定浓度以上的持续时间得以延长,有利于进行更大范围的 CT 血管造影。但是,由于生理盐水跟注对主动脉强化峰值的影响并不大,因此对于提高肝动脉峰值期富血供肿瘤的检出能力意义不大。

(2)门静脉(图 3-31)

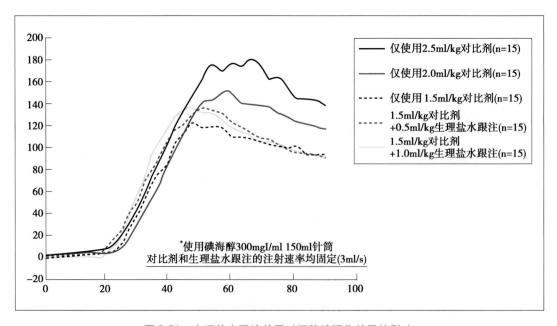

图 3-31　生理盐水跟注效果对门静脉强化效果的影响

　　观察各组从开始上升直至达到强化峰值时的斜率,虽然差异较大,但是任何生理盐水跟注组的上升斜率均大于无跟注组。强化峰值时间在生理盐水跟注组和无跟注组之间未发现明显差异,但是高剂量生理盐水跟注组的强化峰值明显高于无跟注组。

　　总结上述结果,可以说基本与主动脉情况相同,但是生理盐水跟注对强化峰值的影响比主动脉显著,即便生理盐水跟注剂量较少,也依然可以获得效果。

　　这是因为,在有效利用"右心-肺"对比剂的同时,如前所述(参见第 137～138 页),由于生理盐水跟注使得对比剂的到达距离延长,从各肠道返回的对比剂流入门静脉流入期相是统一的。这意味着在对比剂接下来到达肝脏(稍后将做说明)中,也可出现同样的效果。

　　其临床意义也与主动脉相同,由于门静脉保持一定浓度以上的持续时间得以延长,有利于进行 CT 门静脉增强。

　　(3) 肝脏(图 3-32)

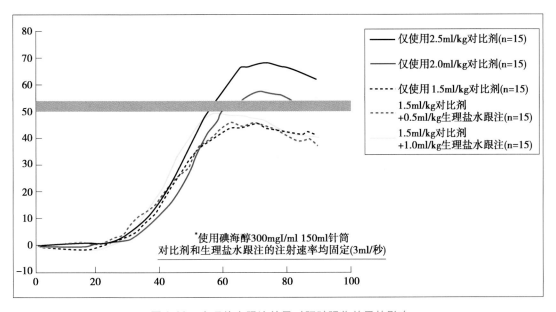

图 3-32　生理盐水跟注效果对肝脏强化效果的影响

　　生理盐水跟注效果对肝脏增强能力的影响,基本上与主动脉和门静脉相同,但是其效果却比主动脉的效果显著,比门静脉的效果小。肝脏强化峰值在生理盐水跟注后,与门静脉相同,预计可以上升 10%左右,但是这需要以高剂量生理盐水跟注为条件。跟注高剂量生理盐水后,即便使用 1.5ml/kg 的对比剂用量,肝脏强化峰值也基本能够达到"比增强前上升 50HU 以上"的决定最佳对比剂用量的基准线(参见第 109 页),预计可以减少 10%～20%的对比剂用量。

六、肝脏 CT 多期增强扫描检查延迟期的扫描时间

　　到目前为止,我们通过对比剂使用方法中的各因素,从理论上说明了可以推测图像对比度的期相〔动脉期、肝动脉峰值期(HAP)、门脉期、肝实质期(HPP)〕等相关内容。在肝脏 CT 多期增强扫描检查中最后扫描的延迟期(delayed phase,DP),对比剂的组织迁移可能受

到受检者间质、肾功能等影响,因此使用上述增强理论来推测其图像对比度可以说是比较困难的。因此,DP的最佳扫描时间与其说由TDC决定,不如说必须通过某个特定的肝肿瘤的检出能力来决定(图3-33)。

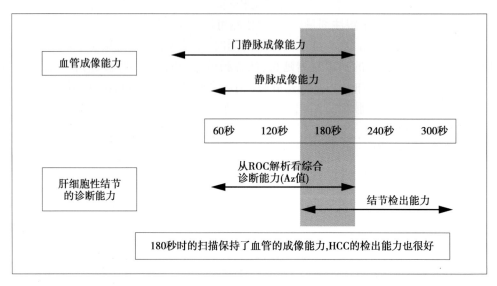

图3-33   从肝硬化的肝细胞性结节成像能力看延迟期扫描的时间

毋庸置疑,DP扫描的目的在于检出肝硬化中的肝细胞结节(肝细胞癌以及非典型增生结节)以及对肝脏肿瘤病变进行定性诊断。对定性诊断有用的结果包括肝细胞癌肿瘤被膜的成像和血管瘤及胆管细胞癌中的delayed enhancement(延迟增强),但因为能够看到对比剂迁移到纤维化等间质中,所以它们可能取决于病变的组织结构。因此,DP的扫描时间可以从肝硬化的肝细胞性结节的成像能力进行推测(当然,肝细胞性结节的显现方式也取决于病症)。这时,肝细胞性结节不只是乏血供的,还包括富血供肝细胞癌。在富血供肝细胞癌的诊断中,因为在DP里对比剂被减弱,所以密度低于周围肝脏,这对于结节诊断也很重要。在这里,给大家展示我们的研究及其结果[32]。为了找出DP的最佳扫描时间,以肝细胞癌36列47结节为对象,在增强后HAP(40秒)、HPP(1分种),以及到2~5分钟每分钟扫描一次全肝。本来应该将非典型增生结节(dysplastic nodule)也纳入目标病例中,但是对乏血供结节我们设置的条件为必须能够获得病理诊断,所以此次的目标结节全部是肝细胞癌。在所有病例中最少获得1个结节的病理诊断,高分化13、中分化16、低分化7。增强方法为对比剂浓度=350mgI/ml、对比剂用量=100ml(固定)、对比剂注射速率=3ml/s(固定)。

结果如表3-16、表3-17所示,2分钟、3分钟、5分钟的ROC解析结果较好,3分钟和4分钟的检出能力(sensitivity)较佳。肝肿瘤和周围肝实质的对比度,在数量上3分钟时明显较高(此处省略数据参见图3-34,图3-35)。

过去,增强后5分钟进行DP扫描是标准做法,这是因为在非螺旋CT设备的时代,难以进行全肝的多期增强检查(尤其是全肝HAP扫描),肝细胞癌的检测也与乏血供转移灶一样,肿瘤诊断主要采取让肝脏尽量保持长时间的高吸收状态,以检测出低吸收区域的诊断方法。这时,为了尽可能长时间保持一定程度以上的肝脏成像能力以便于进行诊断,必须双期注射对比剂(与单期注射相比,双期注射能长时间保持较高的肝脏成像能力。参照第二章)。

表 3-16　各期相的肝细胞性结节的诊断能力(ROC 解析中的 Az 值)

	1分(HP)	2分	3分	4分	5分
图像分析医生 1	0.91	0.95	0.96	0.86	0.94
图像分析医生 2	0.91	0.95	0.91	0.87	0.96
图像分析医生 3	0.93	0.98	0.97	0.91	0.95
平均	0.92	0.96	0.95	0.88*	0.95

注:HPP=hepatic parenchymal phase(肝实质期)。
＊=Az. 值为 4 分钟,明显低于其他期相($p<0.05$)Post hoc(Bonfereroni 的实验结果)。

表 3-17　各期相肝细胞癌的检出能力

	1分(HP)	2分	3分	4分	5分
图像分析医生 1	31/47(65)	34/47(72)	37/47(79)	35/47(94)	33/47(70)
图像分析医生 2	27/47(57)	35/47(74)	37/47(79)	36/47(77)	34/47(72)
图像分析医生 3	38/47(81)	38/47(81)	42/47(89)	39/47(83)	42/47(89)
平均	96/141(68)*	107/147(76)	116/141(82)**	110/141(78)	109/141(77)

注:( )内的数字代表百分比%。HPP=hepatic parenchymal phase(肝实质期)。
统计处理用 McNemar 检验完成。
＊1 分钟(HPP)时的检出能力明显低于其他期相($p<0.05$)。
＊＊3 分钟(HPP)时的检出能力明显高于 1 分钟、2 分钟、5 分钟时($p<0.05$)。

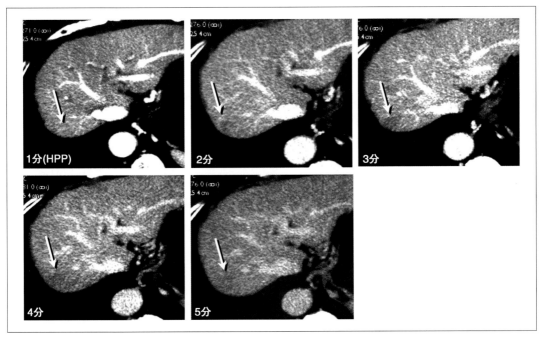

图 3-34　各期相的乏血供肝细胞癌成像能力的差异
本病例中的结节,仅在增强后 2 分钟和 3 分钟的扫描图像中,可确认颜色较淡的低密度区域。(HPP
=肝实质期)

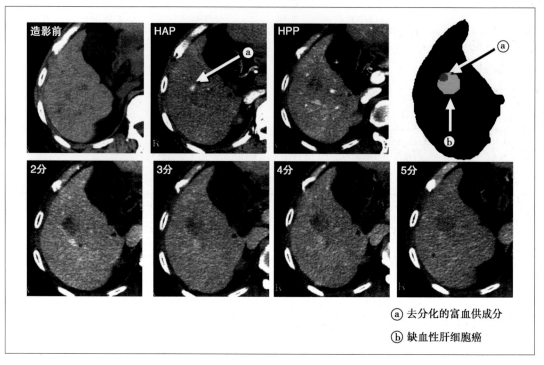

图 3-35   各期相肝细胞癌(nodule-in-nodule)成像能力的差异

本病例为乏血供结节内具有未分化富血供成分的肝细胞癌(nodule-in-nodule)。用 a 表示的富血供成分在 HAP(肝动脉峰值期)中可确认到明显强化，但是在增强前和 HAP 中无法确认乏血供结节的整体图像。富血供成分在 2 分钟和 3 分钟的图像中显现为低吸收区域，但是在 3 分钟及 4 分钟的图像中能看清乏血供结节的整体图像。因此，不论是富血供还是乏血供，检出肝细胞性结节的 DP(延迟期)的最佳扫描时间应该是增强后 3 分钟(HPP＝肝实质期)

　　当然，由于双期注射时肝脏成像能力延长，所以 DP 的扫描时间就会向后推移。但是，由于增强理论相关的知识模糊不清，所以即使对比剂注射方法变成单期后，仍有很多医院沿袭以往的 DP 扫描经验。根据此次研究的结果，我们认为现在使用对比剂单期注射方法后，DP 的最佳扫描时间应该为 3 分钟。而且，关于门静脉及肝静脉的成像能力，在数量上 HPP 具有明显优势，但是在质量上 HPP 和 2 分钟、3 分钟却没有明显的差异(此处省略数据)(图 3-36)，因此只要不是创建 3D 图像或 MIP 图像，在诊断肝细胞癌时，省去 HPP，只进行 HAP 和 DP 的双期扫描应该也没有问题。

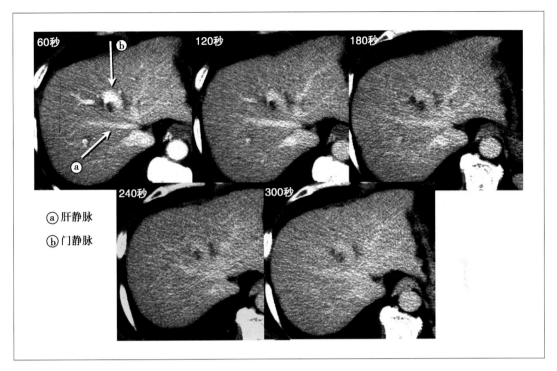

图 3-36　各期相门静脉和肝静脉成像能力的差异

◆ 结束语-今后的课题 ◆

　　综上所述,相信大家已经理解了肝脏 CT 多期增强扫描检查的增强理论和实际扫描方案的确定方法。即便 CT 设备改变,本书中论述的对比剂使用方法理论也不会改变。因此一旦熟练掌握该理论后,即便更换 CT 设备,也能立即制定最佳扫描方案。在此,我们重新整理了本章所述的对比剂使用要点(表 3-18)。此外,我们也列出了本医院实际使用的肝脏 CT 多期增强扫描方案,谨供大家参考(表 3-19)。

表 3-18　肝脏 CT 多期增强扫描检查时的对比剂使用要点

对比剂用量

- 原则上使用单位体重用量:2ml/kg(换算为 300mgI/ml 对比剂)

(以"增强后,肝实质期的肝 CT 值上升 50HU 以上"为标准进行设定)

对比剂浓度

- 使用单位体重对比剂用量时:任何对比剂浓度均可
- 使用 100ml 针筒时:320mgI/ml 以上,350mgI/ml 以上最佳

对比剂注射速率

- 原则上根据体重改变注射速率:平均体重(60kg)的受检者大约为 4ml/s(通过对比剂用量以及注射时间进行计算)

对比剂注射时间（300mgI 对比剂、使用 2ml/kg 时）

- 决定扫描时间最重要的因素
- 原则上使用固定注射时间：30 秒（对比剂注射速率＝4ml/s）

对比剂的选择

- 低浓度对比剂（高剂量/高流速注射）＞高浓度对比剂（低剂量/低流速注射）

（即便对比剂注射时间、单位时间和碘总量固定，只有以高剂量、高流速注射低浓度对比剂，主动脉和肝动脉强化峰值才会上升）

表 3-19　山梨大学医学部附属医院的肝脏 CT 多期增强扫描方案

所用对比剂：300mgI/ml 对比剂、100 或 150ml 针筒

对比剂用量：2ml/kg

对比剂注射时间：30 秒

对比剂注射速率：根据单位体重对比剂用量和注射时间进行计算

选项

　　生理盐水跟注法：使用 1ml/kg 的生理盐水（对比剂用量减少为 1.7ml/kg 左右）

　　双动脉期扫描：不使用

　　计算机辅助自动团注跟踪（Real Prep.）法：不使用

扫描时间

　　肝动脉峰值期＝对比剂注射时间+15 秒＝45 秒

　　肝实质＝对比剂注射时间+30 秒＝60 秒

　　（同时生理盐水跟注时，提前 5 秒）

　　延迟期扫描开始时间：对比剂注射开始后 3 分钟

　　作为肝脏 CT 多期增强扫描方案系统化的第一阶段，此次我们提出了包括肝细胞癌诊断以及乏血供肝转移瘤诊断在内的扫描方案。但实际上，肝细胞癌的诊断，重点关注肝动脉峰值期；乏血供肝转移瘤的诊断，重点关注肝实质期，其扫描方案有可能不同。今后会需要根据不同目的优化每个增强扫描方案。

　　只有在进行了严谨的检查之后，才能进行图像诊断。每个人都要明确考虑，自己正在施行的检查是否妥当，是否存在错误。

◆ 参考文献

1) Federle MP, Chang PJ, Confer S, et al.: Frequency and effects of extravasation of ionic and nonionic CT contrast media during rapid bolus injection. Radiology 1998 ; 206: 637-640.

2) Federle MP, Willis LL, Swanson DP : Ionic versus nonionic contrast media: a prospective study of the effect of rapid bolus injection on nausea and anaphylactoid reactions. J Comput Assist Tomogr 1998 ; 22 : 341-345.

3) Bae KT, Heiken JP, Brink JA : Aortic and hepatic peak enhancement at CT : effect of contrast medium injection rate—pharmacokinetic analysis and experimental porcine model. Radiology 1998 ; 206 : 455-464.

4) Kopka L, Rodenwaldt J, Fischer U, et al.: Dual-phase helical CT of the liver : effects of bolus

tracking and different volumes of contrast material. Radiology 1996 Nov ; 201 : 321-326.

5) 市川智章：肝胆膵領域の多時相造影 MDCT. あなたの造影剤使用法および撮像プロトコール は間違っていませんか？ Rad Fan 2003 ; 1 (6) : 2-7.

6) Murakami T, Kim T, Takamura M, et al.: Hypervascular hepatocellular carcinoma : detection with double arterial phase multi-detector row helical CT. Radiology 2001 ; 218 : 763-767.

7) Ichikawa T, Kitamura T, Nakajima H, et al.: Hypervascular hepatocellular carcinoma: can double arterial phase imaging with multidetector CT improve tumor depiction in the cirrhotic Liver ? AJR 2002 ; 179 : 751-758.

8) 山本和宏ほか：日獨医報 2002 ; 47 : 549-562.

9) Megibow AJ, Jacob G, Heiken JP, et al.: Quantitative and qualitative evaluation of volume of low osmolality contrast medium needed for routine helical abdominal CT. AJR 2001 ; 176 : 583-589.

10) Heiken JP, Brink JA, McClennan BL, et al.: Dynamic incremental CT : Effect of volume and concentration of contrast material and patient weight on hepatic enhancement. Radiology 1995 ; 195 : 353-357.

11) Yamashita Y, Komohara Y, Takahashi M, et al.: Abdominal helical CT : evaluation of optimal doses of intravenous contrast material—a prospective randomized study. Radiology 2000; 216: 718-723.

12) 八町淳：ヘリカルスキャンの基礎—造影技術．INNERVISON 1997 ; 12 : 82-86.

13) 山口功，森本章，水戸川芳巳：肝ヘリカル CT における造影剤投与量の適正化．映像情報 Medical 2000 ; 32 (14) : 805-810.

14) Nakajima H, Ichikawa T, Kitamura T, et al.: Qualitative effect of different concentration of contrast material for detecting small hypervascular hepatocellular carcinoma on hepatic arterial-dominant-phase multidetector-row CT images. In Proceedings ; The 88th scientific Assembly and Annual Meeting of Radiological Society of North America (RSNA), 2002 ; 225 : 579.

15) Berland LL: Slip-ring and conventional dynamic hepatic CT : contrast material and timing considerations. Radiology 1995 ; 195 : 1-8.

16) 渡辺均，巽光朗，小塚健倫，ほか：肝腫瘍における double phase helical CT. 造影剤投与法と 造影効果の研究．画像診断 1997 ; 17 (5) : 541-546.

17) Mitsuzaki K, Yamashita Y, Ogata I, et al.: Multiple-phase helical CT of the liver for detecting small hepatomas in patients with liver cirrhosis : contrast-injection protocol and optimal timing. AJR 1996 ; 167 : 753-757.

18) Yu JS, Kim KW, Sung KB, et al.: Small arterial-portal venous shunts: a cause of pseudolesions at hepatic imaging. Radiology 1997 ; 203 : 737-742.

19) Motosugi U, Ichikawa T, Nakajima H, et al.: Is it true that higher injection rate of contrast material is required for evaluating hypervascular hepatocellular carcinoma? : optimal injection rate—3 mL/sec vs 5 mL/sec. In Proceedings ; The 88th scientific Assembly and Annual Meeting of Radiological Society of North America (RSNA), 2002 ; 225 : 579.

20) 八町淳，輪湖正：螺旋走査型 CT における最適造影方法の検討．日獨医報 1995; 40: 109-124.

21) Bae KT: Peak contrast enhancement in CT and MR angiography : When does it occur and why? Pharmacokinetic study in a porcine model. Radiology 2003 ; 227 : 809-816.

22) 塚本達明，市川智章，荒木力：高容量造影剤を用いた single-level dynamic scan による基礎的 検討．映像情報 Medical 2002 ; 34 : 708-711.

23) 塚本達明，市川智章，曹博信，ほか：造影剤投与法—最適な注入時間について：映像情報

Medical 2002；35（9）：634-637.

24）Leggett RW, Williams LR : A proposed blood circulation model for reference man. Health Phys 1995；69（2）：187-201.

25）Han JK, et al. : Factors influencing vascular and hepatic enhancement at CT : experimental study on injection protocol using a canine model. J Comput Assist Tomogr 2000；24：400-406.

26）Han JK, et al.: Contrast media in abdominal computed tomography : optimization of delivery methods. Korean J Radiol 2001；2：28-36.

27）シャミマ スルタナ，中山義晴，林田佳子，ほか：ヘリカル CT による腹部ダイナミック CT：高容量造影剤と高濃度造影剤の意義について．映像情報 Medical 2002；34：1022-1025.

28）前田陽子，石田智一，長谷川喜也，ほか：造影 CT 検査におけるコントラスト向上を目的とした造影剤注入方法の検討［日本放射線技術学会第 58 回総会学術大会（2002）抄録集; p205］.

29）Kitamura T, Ichikawa T, Araki T, et al.: Is double arterial-phase imaging really effective for detecting hypervascular hepatocellular carcinoma ? : comparison with single arterial-phase imaging using the computer-assisted automatic bolus-tracking technique（RealPrep）in the same patients. In Proceedings ; The 88th scientific Assembly and Annual Meeting of Radiological Society of North America（RSNA）, 2002；225：579.

30）関口隆三，縄野繁，林孝行，ほか：マルチスライス CT による胸部造影検査．生理食塩水フラッシュ法の有用性．新医療 2002；（10）：86-88.

31）Sou H, Ichikawa T, Tsukamoto T, et al.: Peak enhancement of the aorta, portal vein, and liver in contrast-enhanced hepatic MDCT images : efficacy of saline chaser following to bolus injection of contrast material. In Proceedings ; The 89th scientific Assembly and Annual Meeting of Radiological Society of North America（RSNA）, 2003；229：412.

32）塚本達明，市川智章，北村敬利，ほか：Multidetector-row CT（MDCT）を用いた肝細胞癌（HCC）検出における遅延相撮像タイミングの最適化．第 60 回日本医学放射線学会学術発表会抄録集 2001；61（2）：44.

Ⅱ、胰腺

◆ 序言 ◆

胰腺的病变通常比较微小，对 CT 图像要求较高的空间分辨率，传统 CT 设备不一定能获得令人满意的分辨率。多排螺旋 CT 设备（multidetector-row CT, MDCT）推出后，空间分辨率得到显著改善，能够重组出高分辨率的 3D 图像，或者冠状位和矢状位等多平面重组图像（multiplanar reformation, MPR），从而提高了图像诊断的精度。

同时时间分辨率也提高，动脉期（arterial phase, AP）、胰腺实质期（pancreatic parenchymal phase, PPP）、肝实质期（hepatic parenchymal phase, HPP）得以分离，对扫描时间的要求比以往更严格。在本章节里，我们将围绕胰腺扫描方法展开说明。

一、胰腺多期增强 CT:概述

1. 胰腺实质期的血供

　　胰腺的血供来自胃十二指肠动脉和脾动脉两条血管,但与肝脏由肝动脉和门静脉双重供血不同,胰腺仅受动脉供血(图 3-37A、B)。胰头血供主要来自于从胃十二指肠动脉分支出来的胰十二指肠前上动脉(anterior superior pancreaticoduodenal artery,ASPDA)和胰十二指肠后上动脉(posterior superior pancreaticoduodenal artery,PSPDA)和从肠系膜上动脉分支出来的胰十二指肠下动脉(inferior pancreaticoduodenal artery,IPDA)互相吻合而形成的胰腺弓。

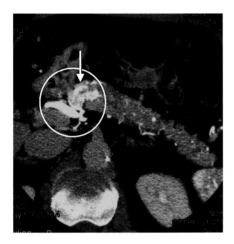 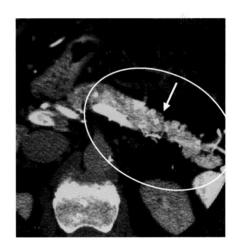

图 3-37A　胃十二指肠动脉 CTA　　　　　　　　图 3-37B　脾动脉 CTA
可见胰头部有对比剂流入　　　　　　　　　　可见胰体尾部有对比剂流入

　　另外,从腹腔动脉区域(主要是脾动脉)分支出来的胰背动脉(dorsal pancreatic artery)、胰大动脉(great pancreatic artery)、胰尾动脉(caudal pancreatic artery)等在胰体尾部后下端形成胰横动脉(transverse pancreatic artery),供血胰体尾部。

　　胰头和胰体尾部的动脉系统虽然稍微有些不同,但是胰头和胰体尾部的动脉之间存在吻合支,两者能够互通。根据我们的研究数据显示,胰头和胰体尾部的 TDC 基本一致,在探讨胰腺实质的增强效果时,不需要将胰头和胰体尾部分开考虑(图 3-37C)。在实际的图像分析过程中,胰头和胰体尾部的正常胰腺实质期增强效果感觉没有不同。

2. 胰腺多期增强 CT 中各个期相的临床意义

　　MDCT 出现后,就可以在胰腺增强 CT 检查中扫描 AP、PPP、HPP、延迟期(DP)成像(图 3-38A)。

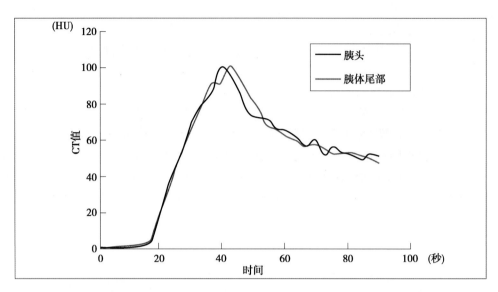

图 3-37C　胰头和胰体尾部的 TDC（ n=9、对比剂注射时间＝25 秒）

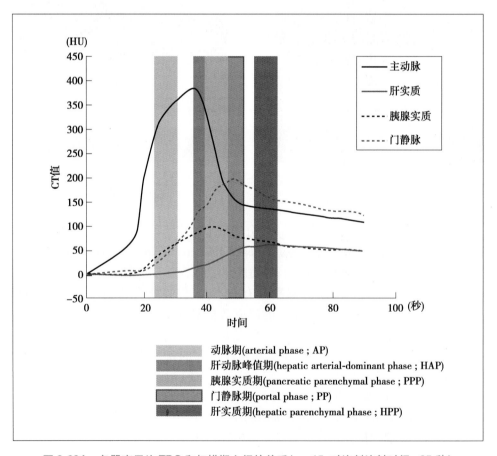

图 3-38A　各器官平均 TDC 和扫描期之间的关系（ n=15,对比剂注射时间＝25 秒）

AP 扫描的主要目的在于,诊断胰腺癌的动脉血供(腹腔干、肠系膜上动脉、胃十二指肠动脉、肝总动脉等)有无浸润现象,也可用于诊断富血供胰腺肿瘤的存在。PPP 是胰腺实质显出最大增强效果的期相,报告显示,这个期相的缺血性胰腺癌和胰腺实质的对比度最大[1]。因此,可以说在胰腺癌的识别和病期诊断中 PPP 是最重要的扫描期。HPP 扫描的临床意义之一就是诊断胰腺癌的门静脉系统血管浸润,这在接近门静脉显示最明显强化的门静脉期(portal phase,PP)的 PPP 中也可以做到。反而,肝实质显示最大增强效果的 HPP 的最重要意义在于,诊断胰腺癌的肝转移灶。胰腺癌通常表现为肿瘤内纤维化(desmoplastic reaction),在 DP(delayed enhancement)中往往出现明显强化的倾向。因此,在 DP 中胰腺癌的密度高于胰腺实质,有时候在 AP、PPP、HPP 任何期相都无法识别的胰腺癌,只有在 DP 中才能被检测到。

二、胰腺多期增强 CT 扫描方案

1. 最佳增强方法的理念

如上所述,胰腺实质不同于肝实质,它仅由动脉系统供应血流,如果只想诊断缺血性胰腺管腺癌以及周围组织的进展度,增强方法的考虑就非常简单了。简而言之,在胰腺强化最明显的 PPP 中,没有强化的胰腺癌和强化较好的胰腺实质的对比度最强,因此只要以 PPP 扫描为中心制定增强扫描方案即可(图 3-38B)。

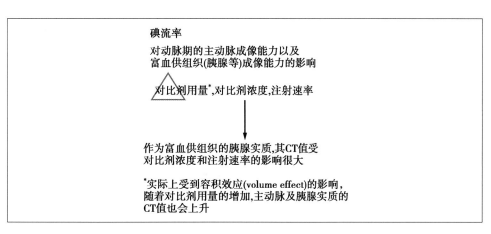

图 3-38B　确定对比剂使用种类的要点(原则)

富血供胰腺实质的 TDC 基本上可以从主动脉 TDC 推测出来。这与上一节"肝脏"中提到的肝脏富血供肿瘤的检查,以及下一节"腹部 3D-CT 血管造影术"中的增强理论相同,即通过尽量增大主动脉的增强峰值,就能提高胰腺实质的增强效果。由于增大主动脉的增强峰值,会直接影响胰腺的最大强化效果,所以在考虑注射碘量时,碘流率(单位时间碘量)是一个重要因素,而碘总量则无需考虑过多。因此,胰腺增强 CT 检查的要点在于增加碘流率,如以往的报告所示,可总结为:①提高对比剂注射速率、②使用高浓度对比剂[2]。

2. 实际扫描方案

现阶段,笔者所在的医院尚未导入单位体重对比剂用量,而是通过固定对比剂＝100ml (350mgI/ml)、固定注射速率＝3ml/s 来确定对比剂注射时间为固定 33 秒。但是,这一方案 的主要目的在于通过筛查检测出胰腺癌,如果一开始也要考虑检测肝转移灶,则应该采取单 位体重对比剂用量的方法。

肝动脉峰值期(hepatic arterial-dominant phase,HAP)的富血供肝肿瘤检查被定义为肿瘤 和周围肝组织显示出最大对比度的时间窗,因此要将时间设定在肝脏增强前,即富血供肿瘤 强化最明显的几秒前。胰腺的增强效果仅取决于从动脉系统血管流入的对比剂,因此 PPP 单纯为胰腺强化最明显的时间窗,如果换成肝脏 TDC 来考虑,则可以认为大部分与 HAP 重 叠(比 HAP 仅仅晚一点)(图 3-38A)。最佳 HAP 扫描时间可以估算为对比剂注射时间＋15 秒(参见上一章内容),PPP 扫描时间为 48 秒左右(参见下一节内容)。

表 3-20　笔者所在医院的 MDCT 扫描方案

对比剂用量∶100ml(固定)
对比剂浓度∶350mgI/ml
对比剂注射速率∶3ml/s(固定)
对比剂注射时间∶33 秒(固定)

	扫描范围	扫描开始时间	层厚/螺距重建图像	
平扫	胰腺、肝脏		5mm/3	
动脉期	仅胰腺	30 秒	1mm/3	
胰腺实质期	仅胰腺	45 秒	1mm/3	3mm(0.5mm 间隔)[a]
门静脉期	胰腺、肝脏	70 秒	3mm/3	
延迟期	胰腺、肝脏	300 秒	3mm/3	

[a] 如果需要创建动脉系统 3D 图像时,重建 1mm(0.5mm 间隔)的图像

因此,用来评估血管浸润的动脉期(AP)从 30 秒开始扫描(与对比剂注射时间基本相 同),此时胰腺尚未充分明显强化、仅动脉明显强化,而胰腺实质期(PPP)则从 45 秒开始扫 描。由于 AP 和 PPP 均采取屏气连续扫描,因此 HPP 会晚于原来的肝脏增强达峰时间,但 是考虑到受检者的屏气情况,HPP 从 70 秒开始扫描。如此,在使用 4 排螺旋 CT 设备时,设 定各期相扫描时间时互相妥协。使用 16 排螺旋 CT 设备后,就可以解决这个问题。

根据胰腺导管腺癌在增强晚期才开始明显强化的特点,DP 设定为增强后 5 分钟进行扫 描,比肝脏多期增强 CT 扫描方案中设定的 DP(增强后 3 分钟)稍微晚一些。

重建的层厚为 5mm,由于 MPR 图像在检出胰腺癌方面非常有效,所以在所有病例中都 要重组冠状位和矢状位的 MPR 图像(也可以根据需要制作曲面多平面重组图像(curved MPR)。只有 PPP 采用薄层扫描(row;0.5mm,reconstruction;1mm,section thickness;4mm)。 原本 AP 也需要创建 3D-CTA,所以想采取与 PPP 一样的扫描方法,但是在 4 排螺旋 CT 设备 上,AP 和 PPP 只能二选一。AP 可根据需要采用薄层扫描。

3. 扫描方案的验证

　　到上一章为止,已经详细说明了对比剂注射时间和各器官的浓度达峰时间及峰值之间的关系,但是在使用单位体重对比剂用量时,将对比剂注射速率设为恒定时,每个受检者的对比剂注射时间就会不同,由此主动脉浓度达峰时间也会随着每个受检者出现波动。胰腺实质的 TDC 形状直接取决于主动脉的 TDC,因此如果每个受检者的注射时间都不相同,很容易就能想到胰腺浓度达峰时间也会随着每个受检者出现波动。因此,胰腺增强 CT 检查也与肝脏增强 CT 检查一样,对比剂注射时间保持不变是非常重要的条件。我们曾经研究过胰腺实质的增强模式和对比剂注射时间之间的关系,其结果如下所示[3]。

　　在使用单位体重对比剂用量(300mgI/ml 对比剂、2ml/kg)的情况下,对比剂注射时间设为 A:25 秒、B:30 秒、C:40 秒 3 组时,各组的主动脉、胰腺实质的 TDC(图 3-39A、B)。各组的主动脉以及胰腺强化峰值(A_{max} 和 P_{max})为,主动脉:A:390HU、B:328HU、C:282HU、胰腺实质:A:106HU、B:96HU、C:90HU。由于缩短对比剂注射时间,A_{max} 和 P_{max} 变大,在主动脉,A 组和 B 组明显大于 C 组($p<0.05$)。在胰腺实质,虽然呈现了与主动脉相同的倾向,但统计学无显著差异。

　　各组的平均浓度达峰时间($T-A_{max}$ 及 $T-P_{max}$)如表 3-21 所示,随着对比剂注射时间的缩短,各组的 $T-A_{max}$ 及 $T-P_{max}$ 明显缩短($p<0.05$)。根据以上结果,我们可以判断,与主动脉达峰时间相同,胰腺强化峰值时间也取决于对比剂的注射时间;而达峰时间和对比剂注射时间的差(相当于团注时间),主动脉约为 10 秒,与上一章中的结果相同,肝实质约为 15 秒,与上一章中的 HAP 最佳扫描时间一致。因此,设定扫描开始时间为"对比剂注射时间+15 秒"就能获得 PPP 的最佳扫描时间。具体来讲,对比剂注射时间 = 30 秒时,45 秒后胰腺实质达到强化峰值,因此在注射对比剂后 40 秒至 50 秒之间扫描胰腺实质,即可获得最佳 PPP 图像。

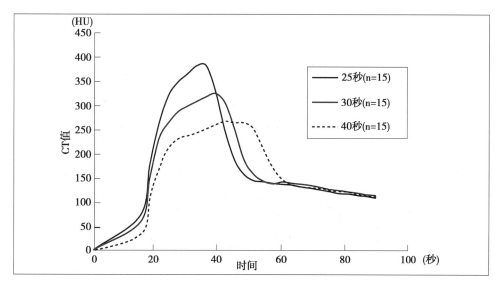

图 3-39A　对比剂注射时间对主动脉 TDC 的影响

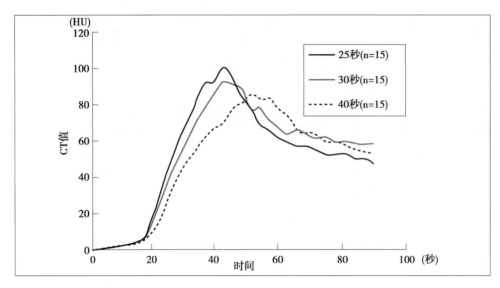

图 3-39B　对比剂注射时间对胰腺实质 TDC 的影响

表 3-21　主动脉（T-A$_{max}$）及胰腺实质（T-P）强化达峰时间（秒）

	对比剂注射时间		
	25 秒	**30 秒**	**40 秒**
T-A$_{max}$	34.6	39.6	48.0
T-P$_{max}$	41.3	44.8	52.6
T-A$_{max}$-T-P$_{max}$	6.7	5.2	4.6

三、MDCT 图像用于胰腺癌的筛查及进展度诊断

笔者所在的医院除了使用常规的轴位图像以外，还通过 PPP 图像重组冠状位和矢状位的 MPR 图像，来进行胰腺癌的筛查和进展度诊断[4]，获得以下结果。

1. 癌症筛查

笔者所在的医院在进行胰腺多期增强 CT 检查时会进行 AP、PPP、HPP、DP 等共 4 个期相的扫描。通过这些图像（All Ax）加上在 PPP 重组的 MPR 图像，我们用 ROC 分析来评估胰腺癌诊断及检出能力是否提高。评估对象为 29 个常规型胰腺导管腺癌病例，已经进行外科手术并取得了病理诊断。分别为 stage 1：3 例、stage 3：5 例、stage 4a：4 例、stage 4b：18 例。使用的增强扫描方案如下：对比剂用量固定为 100ml、对比剂浓度 = 350mgI/ml、对比剂注射速率 = 3ml/s、对比剂注射时间 = 33 秒。各期相的扫描开始时间为从对比剂注射开始起，AP = 25 秒、PPP = 45 秒、HPP = 70 秒、DP = 300 秒。轴位图像的重建层厚 = 5mm、通过 PPP 图像（row：0.5mm、reconstruction：1mm）重建层厚 = 4mm 的 MPR 图像。

结果如图 3-40、表 3-22 所示。各个期相分别单独诊断时，PPP 和 HPP 的 Az 值最高。AP 和 DP 的胰腺癌诊断能力明显低于 PPP 和 HPP。分析 4 个期相所有图像(All Ax)时，胰腺癌诊断能力虽然高于单独分析 PPP 或者 HPP 的图像，但是增加 MPR 图像后，其诊断能力又比 All Ax 有所提高。

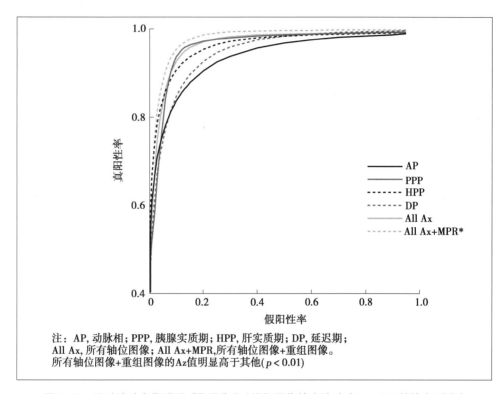

图 3-40　通过胰腺多期增强 CT 图像和 MPR 图像检出胰腺癌(n=29)的能力(ROC 曲线)

表 3-22　通过胰腺多期增强 CT 图像和 MPR 图像检出胰腺癌(n=29)的能力(Az 值及检出率)

	Az 值	检出率
AP	0.94±0.04	55/69(80)
PPP	0.96±0.02	77/87(89)
HPP	0.96±0.02	77/87(89)
DP	0.95±0.03	66/87(76)
All Ax	0.97±0.03	78/87(90)
All Ax+MPR	0.98±0.02[*]	70/75(93)[**]

注:括号内为百分比%

AP,动脉期(arterial phase);PPP,胰腺实质期(pancreatic parenchymal phase);HPP,肝实质期(hepatic parenchymal phase);DP,延迟相(delayed phase);All Ax,所有轴位图像(all axial image);All Ax+MPR,所有轴位图像+重组图像

[*] 所有轴位图像+重组图像的 Az 值明显高于其他组($p<0.01$)

[**] 所有轴位图像+重组图像的检出率明显高于动脉期($p<0.01$)

2. 进展度诊断

　　根据胰腺癌的处理规定，就浆膜浸润（S）和腹膜后浸润（RP），是否浸润至胆总管（CH）、十二指肠（DU）、动脉（A）、门静脉（P），有无淋巴结转移（N），使用 κ 检验解析了四个期相的单独图像、四个期相的所有图像（All Ax），以及 All Ax 加上 MPR 图像时的图像分析结果和手术所见的一致性。结果如表 3-23 所示。关于各个期相单独图像的进展度诊断能力，PPP 及 HPP 在各个因素上都呈现出较高的倾向，基本与 All Ax 相同。AP 对动脉浸润、HPP 对门静脉浸润显示出了较高的诊断率。与 All Ax 相比，All Ax 加上 MPR 后，各个因素的进展度诊断能力均有所提高。尤其是仅凭轴位图像较难诊断的浆膜浸润（S）、腹膜后浸润（RP）、淋巴结转移的诊断，增加 MPR 图像后，其诊断能力得到了显著提高。

表 3-23　胰腺癌的胰腺周围组织进展的解读结果和手术结果的一致率（κ 检测）

| | 胰腺癌的胰腺周围组织进展的各要素 | | | | | | |
	S	RP	CH	DU	PV	A	N
AP	0.40*	0.36	0.64	0.39	0.45	0.54	0.53
PPP	0.51	0.39	0.78	0.38	0.66	0.54	0.67
HPP	0.56	0.43	0.67	0.38	0.71	0.48	0.60
DP	0.43	0.26	0.64	0.36	0.54	0.46	0.46
All Ax	0.51	0.46	0.68	0.38	0.74	0.60	0.67
Ax+MPR	0.66	0.52	0.81	0.48	0.74	0.62	0.76

注：κ 值>0.75，优；0.4~0.75，良；<0.4，差

S，浆膜浸润（serosal invasion）；RP，腹膜后浸润（retroperitoneal invasion）；CH，胆管浸润（choledochal involvement）；DU，十二指肠浸润（duodenal involvement）；PV，门静脉浸润（portal involvement）；A，动脉浸润（arterial involvement）；N，淋巴结转移（lymphnode metastasis）

◆ 参考文献

1）Lu DSK, et al.: Two-phase helical CT for pancreatic tumors : pancreatic versus hepatic phase enhancement of tumor, and vascular structures. Radiology 1996 ; 199 : 697-701.

2）Tonsok Kim, et al.: Pancreatic CT imaging : effects of different injection rates and dose of contrast material. Radiology 1999 ; 212 : 219-225.

3）塚本達明，ほか：膵実質の造影効果について．インナービジョン第 18 巻第 6 号：58-60, 2003.

4）曹　博信，ほか：膵管癌における multidetector-row CT の multiplanar reformation images の有用性．日本医学放射線学会雑誌臨時増刊号 63（2）：S185, 2003.

Ⅲ、肾脏

◆ 序言 ◆

　　CT 在肾脏病变诊断中的实用性非常强,它不仅可以诊断肿瘤病变,还用于结石、炎性病变和血管病变等多种疾病的诊断。尤其是在单排螺旋 CT(SDCT)问世后,因能够获取连续的层面数据,提高了病变的检出能力和诊断能力。随着多排螺旋 CT(MDCT)的出现,显著提升了空间分辨率和时间分辨率,尤其是在肾脏、泌尿系统和血管系统方面,通过各向同性的体素数据能够获得非常好的 3D 图像。拥有良好 3D-CTA、CTU(CT urography),已经能够取代传统的血管造影和排泄性尿路造影,而在肾脏肿瘤方面,MDCT 有望从定性、分期到术前模拟和术中导航,提供一站式解决方案。在本章节中,我们将主要讲述肾脏领域的 MDCT 增强方法。

一、肾脏 CT

1. CT 平扫

　　CT 平扫主要用于检出钙化、脂肪、出血(肿瘤内出血、肾盂血肿、腹膜后血肿等)。伴有钙化的肾脏疾病包括肾结石、常染色体显性多囊肾、肾囊肿、肾结核、肾动脉瘤、肾细胞癌等。尤其是肾细胞癌的钙化(图 3-41)据文献报道称大约 30%[1]发生率。但是,一般大肾细胞癌的坏死部分容易发现钙化现象,而 3cm 以下的小肾癌中发现的概率极小,在 3% 以下[1,2]。如今发现小肾癌的概率增高,相信发现钙化的概率也会有所降低。检出脂肪成分对肾血管平滑肌脂肪瘤的诊断非常重要(图 3-42),如果使用 MDCT 进行薄层扫描,即便很少量的脂肪也能检测到。但是也要注意,在肾细胞癌中,偶尔也会在肿瘤坏死骨化组织或肿瘤浸润肾周、肾窦中检出脂肪成分[3]。

2. CT 增强

(1) 对比剂浓度、用量、注射速率

　　通常我们在肾脏、泌尿系统的常规检查中,会单期注射 100ml 碘含量为 300mgI/ml 的对比剂,注射速率为 4ml/s。如果使用高浓度对比剂,因为皮质的强化明显,可能存在掩盖富血供肿瘤的危险,因此应该避免使用高浓度对比剂。在肾脏肿瘤手术前的血管系统评估、肾血管性高血压的诊断、肾移植前供体的评估中,有时候会采用 5ml/s 的快速注射方法。

(2) 扫描时间及其目的

　　肾脏增强 CT 可分为动脉期、早期皮髓期、皮髓期、实质期、排泄期等 5 个时相(图 3-43,图 3-44;表 3-24),根据不同病症选择适当的时相。

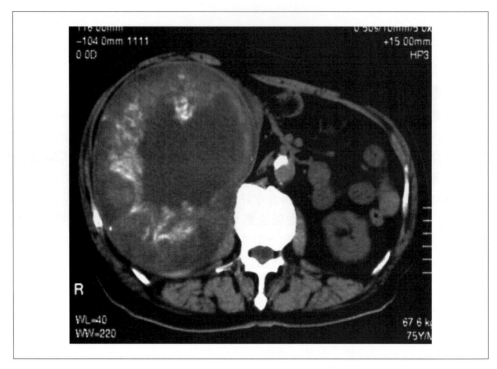

图 3-41　CT 平扫:伴有钙化的肾细胞癌
右肾发现直径 15cm 大的肿瘤,肿瘤中央坏死区周边伴有斑片状或点状的钙化

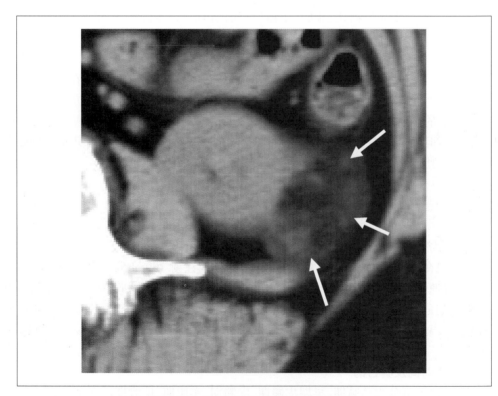

图 3-42　CT 平扫:肾血管平滑肌脂肪瘤
可见左肾有一个伴有脂肪成分的肿瘤(箭头所示)

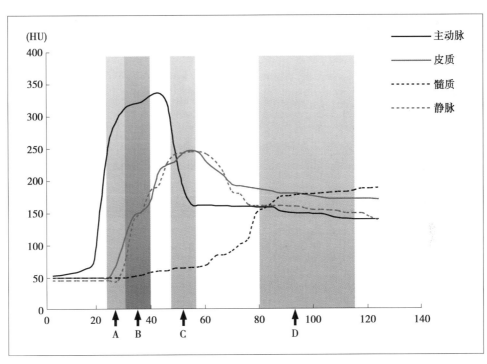

图 3-43　增强 CT 肾门水平的 TDC 以 4ml/s 的速率单次注射 100ml 碘含量为 300mgI/ml 的对比剂

A:动脉期、B:早期皮髓期、C:皮髓期、D:实质期

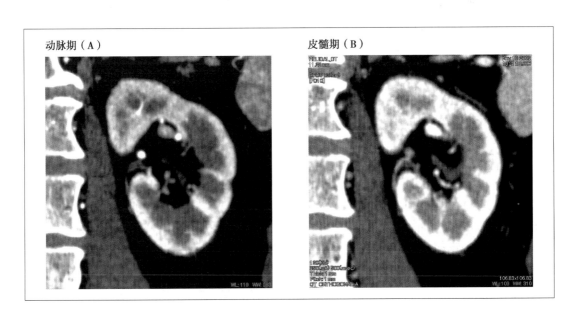

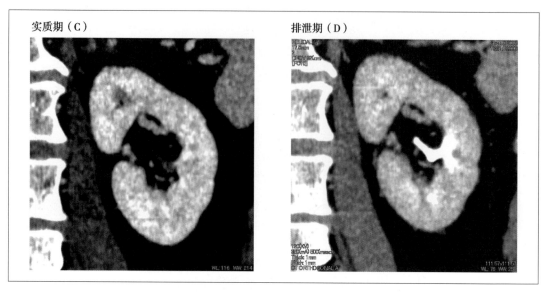

图 3-44　肾脏增强 CT 4 时相
A：动脉期、B：皮髓期、C：实质期、D：排泄期

表 3-24　肾脏增强 CT 中各时相的扫描时间和目的

时相	增强后的扫描时间	目　的
（A）动脉期	20~25 秒后	肾动脉数量、走行的评估，肿瘤供血动脉的识别、肾血管性病变的诊断
（B）早期皮髓期	30~35 秒后	兼顾动脉期和皮髓期
（C）皮髓期	40~60 秒后	检出富血供肿瘤、评估肿瘤的血管分布、评估肾静脉瘤栓、血栓
（D）实质期	80~120 秒后	检出皮髓交界病变、髓质病变，评估下腔静脉瘤栓、血栓
（E）排泄期	4 分后	肾盂病变

1）动脉期

　　肾动脉增强最佳的时相，从肾脏上极向下极进行扫描，扫描时间通常在注射对比剂大约 20~25 秒后。但是，对比剂到达主动脉的时间受每个病例的循环状态的影响，一般会使用试注射法（test injection）或者是团注跟踪（bolus tracking）法（详情请参照其他部分内容）。我们使用后者的方式，将腹腔干水平腹主动脉定为 ROI（region of interest），设置其在 CT 值比增强前上升 30~50HU（阈值值）时开始进行扫描。通常将阈值值设置为 50HU，扫描的延迟时间设置为 5 秒。如果想评估肾动脉狭窄等肾动脉分支的情况时，必须在肾皮质、肾静脉强化前进行评估，所以会将阈值设置下降至 30HU，提早开始扫描。这个期相用于扫描肾动脉的数量、走行（图 3-45）、早期强化的肿瘤和供血动脉之间的位置关系（图 3-46）、肾血管性病变（图 3-47）等。偶尔肾动脉会从髂总动脉起源，这时，通常在到肾脏下极的扫描范围内可能会无法扫描到分支部位，因此需要加以注意。

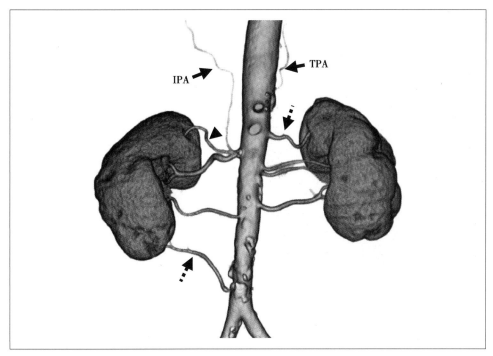

图 3-45　动脉期 3D-CTA：肾动脉的数量、走行

右肾动脉为 3 条,可以看见从头侧开始分支的肾动脉的起点到上极的分支(箭头)和膈下动脉
(inferior phremic artery,IPA;箭头)。尾侧的肾上腺素动脉(虚线箭头)从主动脉分叉附近发
出。另外左肾动脉中可见供血上极的肾上腺素动脉(虚线箭头)

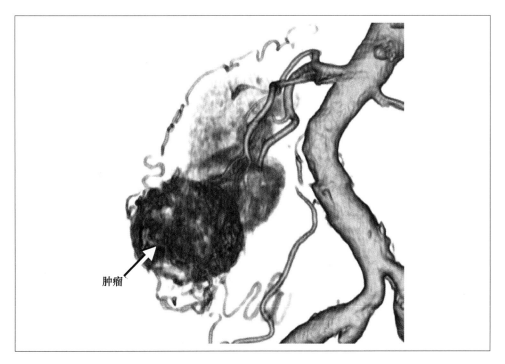

图 3-46　动脉期 3D-CTA：肾细胞癌

右肾下极可见向外突出的富血供肿瘤(箭头),肾动脉的腹侧分支和背侧分支均向肿瘤供血。
另外,可见肾周的血管增生,怀疑是包膜外生长

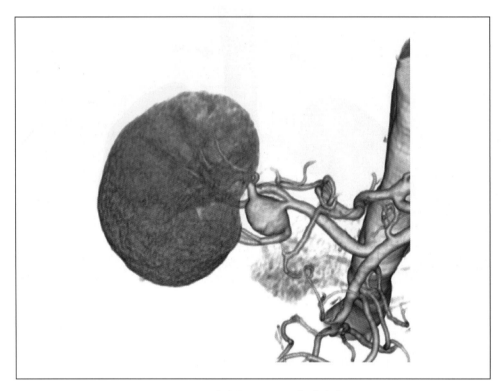

图 3-47　动脉期 3D-CTA：肾动脉瘤
右肾动脉腹侧分支可见动脉瘤

2）早期皮髓期

结合了动脉期和髓质期的期相，从肾脏上极向下极进行扫描，扫描时间通常在注射对比剂大约 30~35 秒后，比动脉期稍微晚一些。关于早期皮髓期的扫描时间，阵崎等人[4]将团注跟踪法的延迟时间推迟了 10~15 秒、高崎等人[5]将根据试注射法所决定的时间增加了 5 秒后开始扫描。这个延迟时间可以同时显示肾动脉和肾静脉，将传统的 4 期增强减少为 3 期，被认为有助于减少辐射。

3）皮髓期

虽然皮质已经强化，但是对比剂尚未到达髓质的这个时期，皮质和髓质的对比度最为鲜明。通常从肾脏上极向下极进行扫描，扫描时间一般在注射对比剂后大约 40~60 秒。这个期相用于检出富血供肿瘤、评估肿瘤的供血血管，但可能存在忽略皮髓交界病变（图 3-48）的风险，因此需要加以注意。另外，皮髓期的肾静脉强化明显，用以评估肾静脉瘤栓、血栓。但是，这个期相在肾静脉汇入下腔静脉处，下腔静脉内的血流和来自肾静脉的对比剂未充分混合，导致密度不均匀（图 3-49）。因此，实质期更适合进行下腔静脉瘤栓、血栓的评估（图 3-50）。由于 MDCT 的出现，动脉期、皮髓期的各个期相被缩短至 10 秒左右，可以在屏气 1 次的情况下扫描 2 个期相（单次屏气 2 期相扫描法：single-breath hold dual arterial phase imaging）[6]。我们使用更先进的 16 排 MDCT，将动脉期和皮髓期（各 8 秒左右）之间相隔 15 秒，

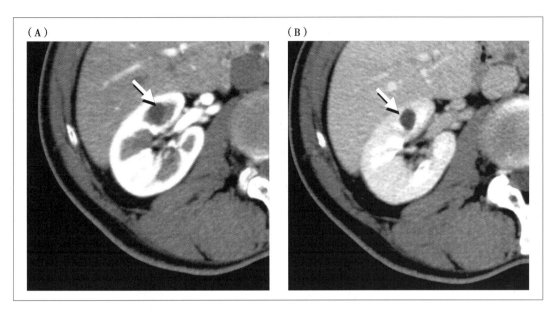

图 3-48　肾囊肿皮髓交界病变

皮髓交界的囊肿在皮髓期(A)中由于被髓质的低密度区域所掩盖而存在被忽视的风险,但是在实质期(B)中却清晰可见

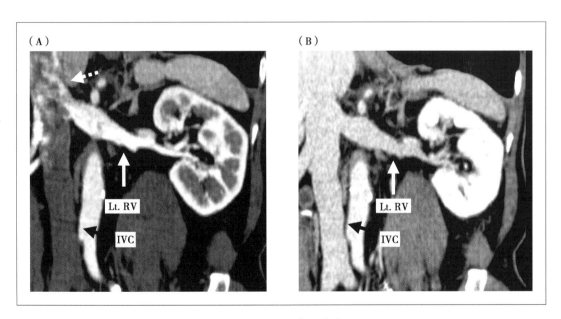

图 3-49　CPR(肾细胞癌)

(A)皮髓期、(B)实质期

在皮髓期(A)中肾静脉(RV)明显强化,在肾静脉汇入下腔静脉处,下腔静脉内的血流和来自肾静脉的对比剂未充分混合,导致密度不均匀(虚线箭头)。另一方面,在实质期中,肾静脉和下腔静脉的强化比较均匀

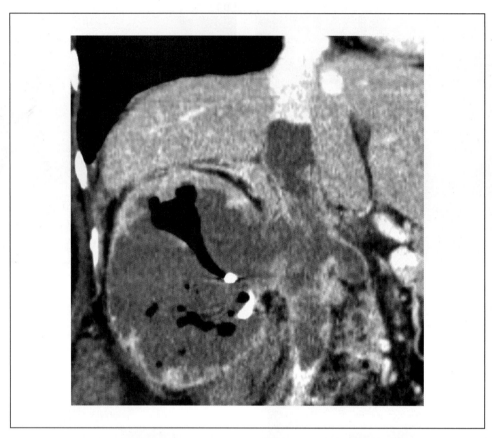

图 3-50　MPR(伴有下腔静脉血栓的产气性肾盂肾炎):实质期
在实质期中,左右肾静脉、下腔静脉的血栓清晰可见

在 31 秒之间仅屏气 1 次,扫描了 2 个期相(单次屏气 2 相扫描改进法:arranged single-breath hold dual arterial phase imaging)(图 3-51A)。由此所得的动脉期的动脉增强图像(arteriography)和皮髓期的静脉增强图像(venography)没有呼吸偏差,其合成图像有望用于腹腔镜肾切除术中的术前模拟和术中导航(图 3-51B)。

4) 实质期

是皮质和髓质强化比较均匀的期相。通常从肝脏上缘向肾下极进行扫描,扫描时间一般在注射对比剂后大约 80~120 秒。这个时相通常用于检出小病变、皮髓交界处病变(图 3-48)、髓质病变,评估下腔静脉瘤栓、血栓(图 3-49,图 3-50)。

5) 排泄期

可见对比剂排泄进入肾盂肾盏的期相。通常从肾脏上极向耻骨联合进行扫描,扫描时间一般在注射对比剂大约 4 分钟后。这个期相尤其是 CTU 对肾盂病变的检出特别有用(图 3-52)。

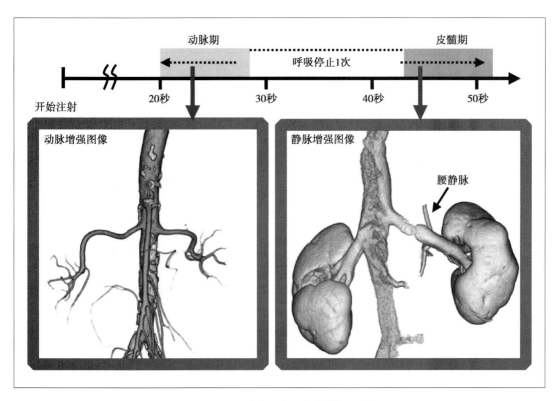

图 3-51A　单次屏气 2 相扫描改进法

在屏气 1 次的情况下（大约 31 秒钟）扫描动脉期和皮髓期（各 8 秒左右），并制作各个期相的 3D-CTA

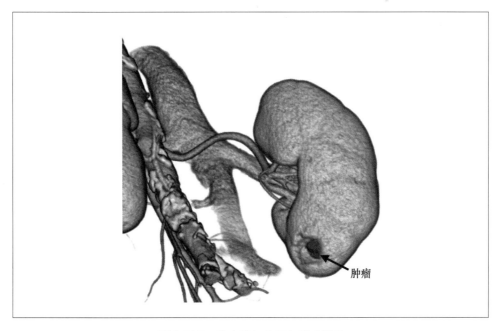

图 3-51B　单次屏气 2 相扫描改进法

合成动脉和静脉的图像，使用各时相之间没有呼吸停止偏差的 3D-CTA，并可从任意方向进行观察，可用于腹腔镜肾切除术的术前模拟和术中导航

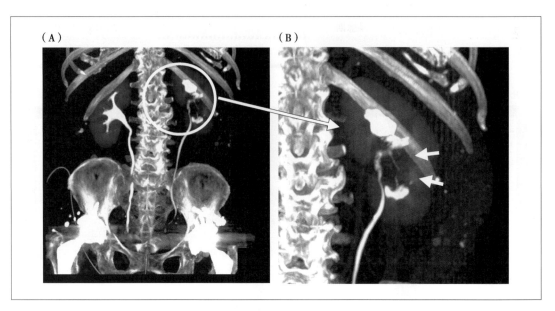

图 3-52   CTU:肾盂癌(乳头状增生型)

A:排泄期、B:A 的放大图

可见左侧下组肾盏中有充盈缺损(箭头)和上组肾盏的扩张

(3) 扫描参数(表 3-25)

表 3-25   扫描参数

X 线条件		肾脏 CT(4 排 MDCT)	肾脏 CT(16 排 MDCT)
X 线条件	管电压	120kV	
X 线条件	管电流	300mA	Real EC(SD8.0)
X 线条件	准直	2mm	1mm
螺距		5(光束间距 1.25)	15(光束间距 0.938)
扫描时间		0.5 秒/圈	
扫描范围		动脉期、皮髓期:肾脏,实质期:从肝脏上缘到肾下极 排泄期:从肝脏上缘到耻骨联合	
图像重建层厚		1mm	
增强方法	对比剂浓度	30mgI/ml	
增强方法	用量	100ml	
增强方法	注射速率	4~5ml/s	
增强方法	扫描开始时间	动脉期:Real Prep(大约 20~25 秒) 皮髓期:40 秒 (动脉期和皮髓期只屏气 1 次) 实质期:80 秒 排泄期:240 秒	动脉期:Real Prep(大约 20~25 秒) 皮髓期:40 秒 (动脉期和皮髓期只屏气 1 次) 实质期:80 秒 排泄期:240 秒

使用 4 排 MDCT 时,在增强动脉期和皮髓期中从肾脏上极扫描至下极,在实质期中从肝脏上缘扫描至肾下极,采用准直 2mm、螺距 5、重建间隔 1mm 进行扫描;而在排泄期中从肾上极扫描至耻骨联合,采用准直 2mm、螺距 5.5、重建间隔 1mm 进行扫描。使用 16 排 MDCT 时,扫描范围同上,4 个期相均采用准直 1mm、螺距 15、重建间隔 1mm 扫描。

(4) 图像显示法

使用了 MPR 法、CPR、MIP 法、VR 法。肿瘤进展度的多平面评估使用 MPR 法、CPR 法,而 CTA、CTU 使用 MIP 法、VR 法。评估动脉壁的不规则和狭窄以及肾脏中的小动脉时适合使用 MIP 法。

二、典型肾脏肿瘤的诊断

1. 肾囊肿

(译者注:严格意义上讲,肾囊肿不属于肾脏肿瘤,但在影像诊断上其伪强化容易与肾脏肿瘤混淆,因此在此列出以便于理解。)

由于肾囊肿通常在增强 CT 中不会明显强化,所以能够被诊断出来。但实际上,对肾囊肿设定一个关注范围后进行测量,就会发现增强后 CT 值出现上升,这被称为伪强化(pseudo enhancement)(图 3-53)。造成这个现象的原因有部分容积效应和线束硬化等。尤其是当关注范围被具有高 CT 值的组织包围时,线束硬化效应就是测量结果高于实际 CT 值的伪影,这在肾脏增强 CT 中常见于肾实质强化最明显的实质期内。部分容积效应可通过 MDCT 提高空间分辨率从而得到改善,但是线束硬化效应则在 MDCT 中出现增强的倾向[7,8],因此需要加以注意。

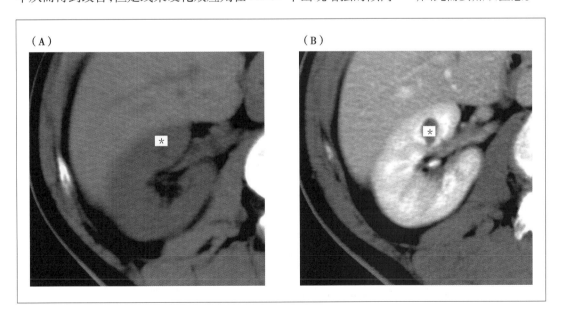

图 3-53　肾囊肿的伪增强
A:CT 平扫,CT 值 11HU。B:增强 CT 的实质期,CT 值 38HU。可见肾囊肿的 CT 值上升

2. 肾细胞癌

　　肾细胞癌中最常见的病理类型是透明细胞癌, 一般在皮髓期出现强烈而不均匀的明显强化现象(图 3-54)。但是, 乳头状肾细胞癌(图 3-55)或肾嫌色细胞癌(图 3-56)等不常见的组织类型, 其强化效果欠佳, 乳头状肾细胞癌出现逐渐明显强化的模式较多, 有报告指出明显强化模式有助于诊断病理类型(图 3-57)[9]。此外, 在肾细胞癌的分期诊断中, 静脉瘤栓(T3)和肾筋膜外浸润(T4)的评估尤为重要。静脉瘤栓如前所述在肾皮髓期进行评估, 而下腔静脉瘤栓则在实质期进行评估。关于肾筋膜外浸润(T4), 则必须评估穿过肾筋膜向肝脏、脾脏、胰腺、大肠、骨盆周围肌肉浸润的评价很重要。有些病例仅观察轴位难以评估器官浸润, 如果用 MDCT 进行多平面评估, 将有助于判断是否已浸润, 或者只是压迫(图 3-58)。

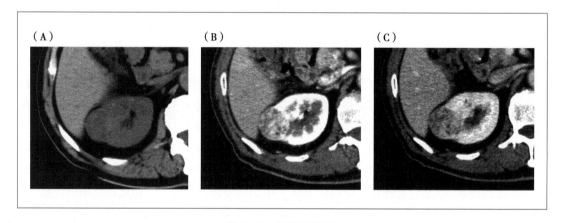

图 3-54　透明细胞癌

右肾肿瘤在 CT 平扫(A)中呈现低密度, 而在皮髓期(B)中呈现不均匀的早期明显强化, 在实质期(C)中也显出不均匀强化

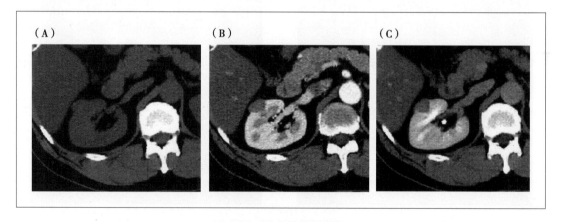

图 3-55　乳头状肾细胞癌

右肾肿瘤在 CT 平扫(A)中呈现等密度, 在皮髓期(B)和实质期(C)中均匀而强化效果欠佳(由大阪大学大学院医学系研究科诊疗图像信息学讲座鸣海善文先生热心提供)

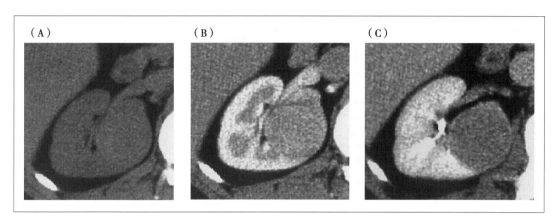

图 3-56　肾嫌色细胞癌

右肾肿瘤

在 CT 平扫（A）中呈现出等密度，在皮髓期（B）和实质期（C）中均匀而轻度强化（由庆应义塾大学医学部放射线诊疗科阵崎雅弘先生热心提供）

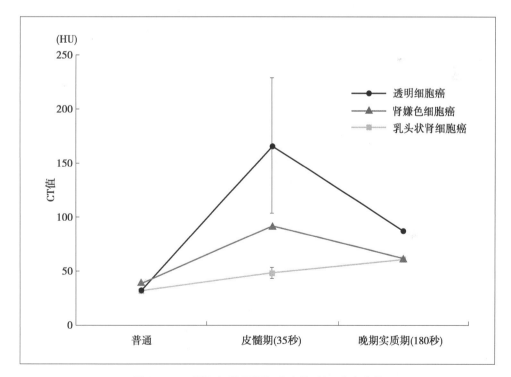

图 3-57　不同组织类型肾细胞癌的时间-密度曲线

（引用自文献 9）

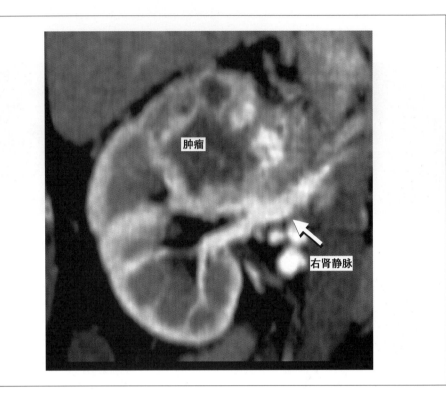

图 3-58　CPR(肾细胞癌):皮髓期
沿右肾静脉重组 CPR,可诊断为右肾静脉无肿瘤浸润,只有压迫

近年来在肾细胞癌的手术中,为了保存术后的肾功能,肾脏保留手术(nephron sparing surgery)逐渐多了起来。一般情况下,必须符合:①直径 4cm 以下、②在边缘处、③突出于肾脏包膜之外、④远离肾脏的主要血管、⑤尚未发展到肾静脉或肾门这些要求,才适合进行该类手术。在这里较为重要的肿瘤和血管的关系如前所述,而动脉和肿瘤的关系可以使用动脉期的 CTA,静脉和肿瘤的关系可以使用皮髓期的 CTA。另外,掌握肿瘤与肾盂、肾盏之间的位置关系以防止术后尿液溢出也很重要,此时可以使用排泄期的 CTU,通过 VR 法(图 3-59A、B、C)和 MIP 法进行观察,并用 MPR 测量距离(图 3-60),然后选择适当的手术切缘(surgical margin)。此外,对于 T1、T2 病例,进行腹腔镜肾切除术的微创手术。腹腔镜手术要通过内镜进行,因此比较难以把握整体情况,手术中存在误伤血管的风险。因此,使用 3D-CTA,特别是上述动脉和静脉的整合图像,有望应用于腹腔镜肾切除术的术前模拟和术中导航(图 3-51B)。

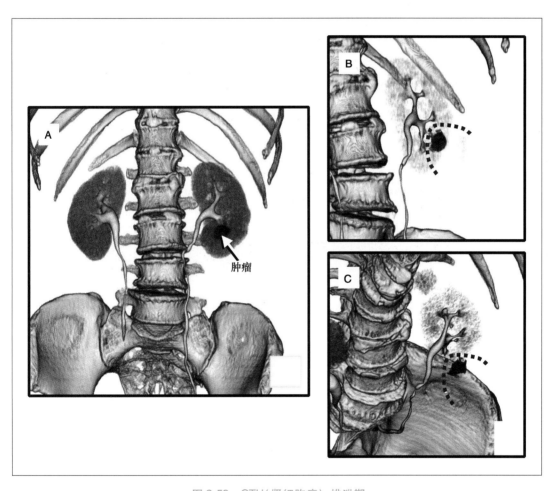

图 3-59　CTU(肾细胞癌) :排泄期

可通过任意断面观察肿瘤和肾盂、肾盏之间的位置关系,选择肾脏保留手术中适当的手术切缘
(虚线)

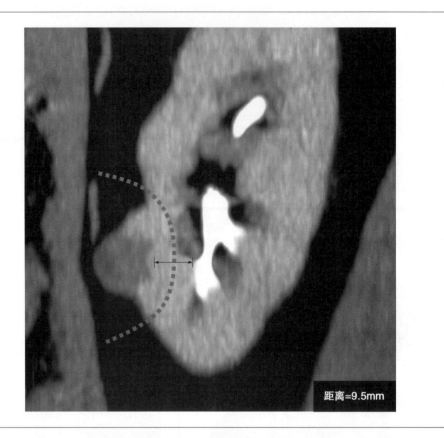

图 3-60　MPR(肾细胞癌) :排泄期

可测量肿瘤和肾盂、肾盏之间的正确距离(9.54mm)。(虚线:手术切缘)

3. 肾血管平滑肌脂肪瘤

在肾血管平滑肌脂肪瘤的诊断中,检测微量脂肪成分是一个重要线索,而 MDCT 具有较高的空间分辨率,因此用 MDCT 进行评估,可以提高其诊断能力(图 3-61)。另外,由于肿瘤内的血管缺乏弹性,容易形成微动脉瘤,并容易引起肿瘤内出血、腹膜后血肿(图 3-62A)。因此动脉期的 3D-CTA 有助于识别微动脉瘤(图 3-62B、图 3-63),还可以用于随访或者栓塞手术后的评估。缺少脂肪成分的血管平滑肌脂肪瘤,在增强 CT 中会呈现早期明显强化,所以很难与肾细胞癌(透明细胞癌)进行区分。识别方式有如下几点:肾血管平滑肌脂肪瘤在 CT 平扫中比肾实质的密度高,在增强 CT 中呈现均匀的明显强化倾向,内部坏死、变性的情况较少(图 3-64)[10]。

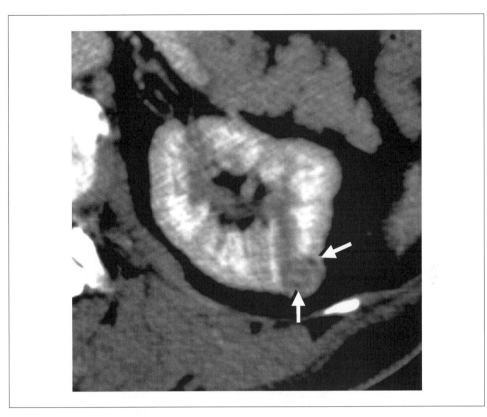

图 3-61　肾血管平滑肌脂肪瘤:实质期

可通过 MDCT 的空间分辨率较高的图像检出微量的脂肪(箭头)

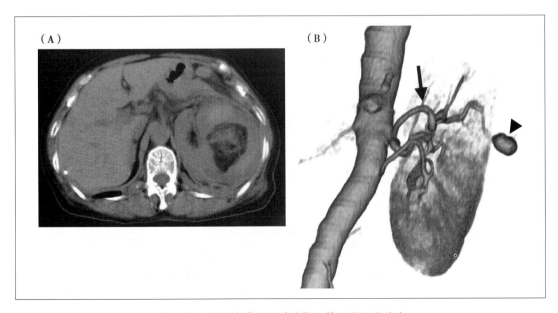

图 3-62　伴有腹膜后血肿的肾血管平滑肌脂肪瘤

A:CT 平扫。左肾周围间隙中可见包围着脂肪性肿瘤的血肿,密度较高。B:动脉期 3D-CTA。扫描可见 3 条左肾动脉,最靠近头部一侧的肾动脉(箭头)曲折、蜿蜒,向肿瘤供血,而其外周侧可见动脉瘤(箭头)

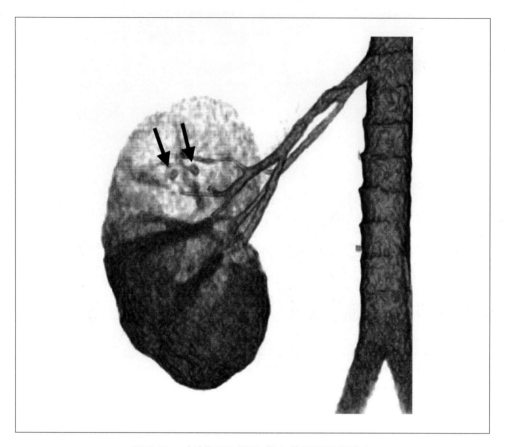

图 3-63　动脉期 3D-CTA：肾血管平滑肌脂肪瘤
肿瘤内可见 2 处微动脉瘤（箭头）

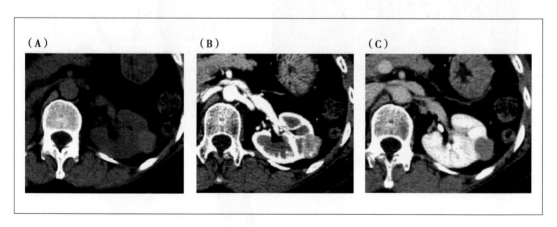

图 3-64　缺少脂肪成分的血管平滑肌脂肪瘤
左肾肿瘤向外侧突出，在 CT 平扫（A）中呈现高密度，在皮髓期（B）中呈现非常明显的强化，而在实质期（C）中呈现均匀的强化（由大阪大学大学院医学系研究科诊疗图像信息学讲座鸣海善文先生热心提供）

4. 肾嗜酸细胞瘤

　　肾嗜酸细胞瘤是良性腺瘤,其特点是肿瘤内的桥状血管和中央瘢痕(central scar)。桥状血管在动脉期和皮髓期中,往往可以确定从中心延伸到边缘的控制血管,并在较大的肿瘤中可见中央瘢痕,这些都有助于做出诊断(图3-65)。但是,较小的肾嗜酸细胞瘤其特点不明显,经常和肾细胞癌难以进行区分(图3-66),而且有些强化较为明显有些强化不明显,因此很难进行术前诊断[9]。

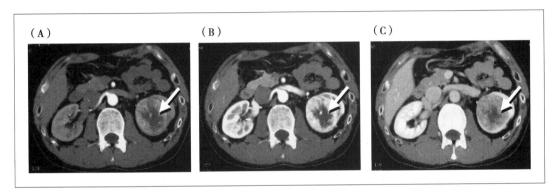

图 3-65　肾嗜酸细胞瘤

左肾肿瘤在动脉期(A)和皮髓期(B)中呈现早期明显强化,动脉(A)肿瘤内可见从中心径向延伸的血管(桥状血管),中心部位伴有瘢痕(central scar)引起的低密度区域(由大阪大学大学院医学系研究科诊疗图像信息学讲座鸣海善文先生热心提供)

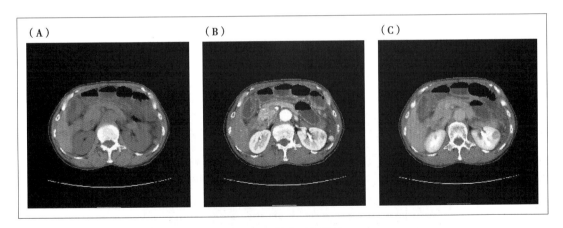

图 3-66　肾嗜酸细胞瘤

较小的左肾肿瘤在 CT 平扫(A)中呈现低密度,在皮髓期(B)和实质期(C)中颜色较淡、强化较为均匀,和肾嫌色细胞癌较难进行区分(由大阪大学大学院医学系研究科诊疗图像信息学讲座鸣海善文先生热心提供)

5. 肾盂肿瘤

从病理学上来讲,90%为移行细胞癌,10%为鳞状细胞癌。移行细胞癌的生长模式分为乳头状生长(图3-52)和浸润性生长(图3-67)。前者为低恶性肿瘤,后者具有高恶性肿瘤的倾向。乳头状生长型在增强排泄期中成像为肾盂、肾盏内的充盈缺损。而浸润性生长型的肿瘤不会充满肾盂、肾盏,会从肾盂周围开始取代肾实质逐渐浸润,经常可见淋巴结转移(图3-67)。此外,这类肿瘤还需要在图像上与浸润性肾细胞癌、集合管癌(乳头状癌)、肾恶性淋巴瘤、转移性肾肿瘤等肿瘤病变、慢性肾盂肾炎、黄色肉芽肿性肾盂肾炎等进行区分。鳞状细胞癌一般认为是结石、炎症等慢性刺激导致的,有报告显示伴有结石的概率为18%~100%[11],日本的上报病例中约半数为伴有结石的病例。与移行细胞癌相比,浸润的倾向较强,预后非常差。尤其在临床所见和图像中,都需要和黄色肉芽肿性肾盂肾炎进行区分。

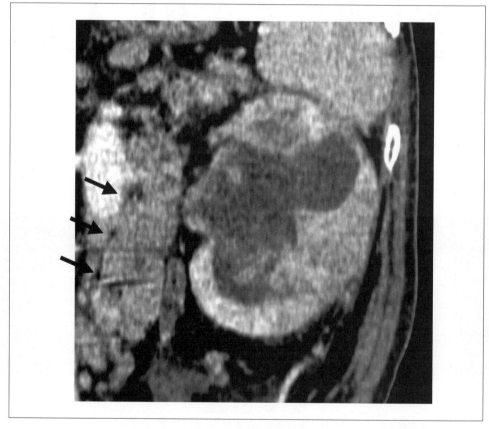

图3-67 肾盂癌(浸润性生长型):实质期
可见肿瘤浸润取代左肾实质,伴有肾盂肾盏的扩张。并可见主动脉旁淋巴结(箭头)肿大

6. 肾恶性淋巴瘤

原发性肾恶性淋巴瘤较少,血行转移、腹膜后淋巴结肿大直接浸润引起的症状较多。具有单发性肿瘤、多发性肿瘤、弥漫性肿瘤等各种形态,有些肿瘤的边缘清晰,也有些浸润性的肿瘤。在增强 CT 中,增强效果较差而且均匀(图 3-68)。经常会扩散至肾周围间隙、肾窦中,对血管、肾盂肾盏、输尿管等现有结构的影响很小(图 3-68)。因此,CTA、CTU 检查有助于诊断。

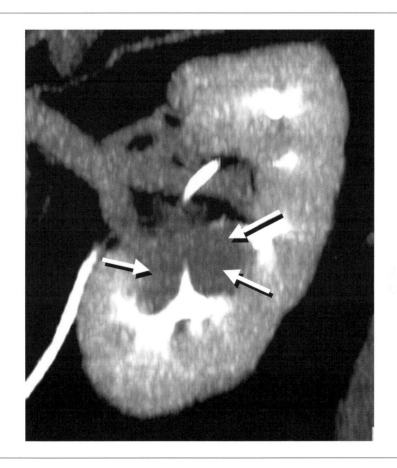

图 3-68　肾恶性淋巴瘤:局部 MIP(排泄期)
左肾窦肿瘤(箭头)强化效果差,没有并发肾积水

◆ 小结 ◆

CT 对肾脏疾病的定性诊断已经通过许多病例进行了描述,特别是增强 CT 的明显强化模式可用于肾肿瘤的定性诊断。但是,仅靠 CT 有时很难区分肾细胞癌和缺少脂肪成分的肾血管平滑肌脂肪瘤、肾嗜酸细胞瘤,需要通过超声和 MRI 检查进行综合诊断。此外,MDCT

的良好 MPR、CTA、CTU 图像在临床实践中经常应用于肾肿瘤的分期诊断、血管病变的诊断、肾盂病变的检出、肾肿瘤术前模拟和术中导航，已逐渐取代传统的血管造影和排泄性泌尿道造影。而且使用单次屏气双期扫描法同时成像动脉和静脉，将有助于快速而安全地完成腹腔镜肾切除术。

鸣谢

在结束本文时，我要衷心感谢负责日常 CT 检查并提供优质图像的医学放射线技师福村胜典先生、浅津辉先生、吉川秀司先生。

◆ 参考文献

1） Zagoria RJ, Wolfman NT, Karstaedt N, et al.: CT features of renal cell carcinoma with emphasis on relation to tumor size. Invest Radiol 25: 261-266, 1990.

2） Yamashita Y, Takahashi M, Watanabe O, et al.: Small renal cell carcinoma ; pathologic and radiologic correlation. Radiology 184: 493-498,1992.

3） Helenon O, Merran S, Paraf F, et al.: Unusual fat-containing tumors of the kidney; a diagnostic dilemma. Radiographics 17: 129-144, 1997.

4） 陣崎雅弘，佐藤浩三，杉浦弘明，ほか：これで決まり！マルチスライス CT 時代の腹部画像診断―腎，尿管．画像診断 23: 392-399, 2003.

5） Takahashi S, Narumi Y, Kim T, et al.: Pre-operative evaluation of renal cancer with multi-detector row CT; Is double arterial phase useful for assessing venous anatomy and lesions?. Radiological Society of North America ; Scientific Assembly and Annual Meeting Program : p223, 2003.

6） Takahashi S, Kim T, Takamura M, et al.: Multidetector row helical CT angiography of the renal vessel ; usefulness of single breath-hold dual-phase acquisition. Radiology 213 :432,1999.

7） Abdulla C, Kaira MK, Saini S, et al.: Pseudoenhancement of simulated renal cysts in a phantom using different multidetector CT scanners. AJR 179: 1473-1476, 2002.

8） Heneghan JP, Spielmann AL, Sheafor DH, et al.: Pseudoenhancement of simple renal cysts ; a comparison of single and multidetector helical CT. J Comput Assist Tomogr 26 : 90-94, 2002.

9） Jinzaki M, Tanimoto A, Mukai M,et al.: Double-phase helical CT of small renal parenchymal neoplasms ; correlation with pathologic findings and tumor angiogenesis. J Comput Assist Tomogr 24 : 835-842, 2000.

10） Jinzaki M, Tanimoto A, Narimatsu Y, et al.: Angiomyolipoma ; imaging findings in lesions with minimal fat. Radiology 205 : 497-502, 1997.

11） Lee TY, Ko SF, Wan YL, et al.: Renal squamous cell carcinoma ; CT findings and clinical significance. Abdom Imaging 23: 203-208, 1998.

Ⅳ、腹部 3D-CT 血管成像术

◆ 序言 ◆

由于多层螺旋 CT（MDCT）的出现,得以在短时间内获得以往用单层螺旋 CT（SDCT）很难获取的大范围、高分辨率的容积信息。凭借这一优势,3D-CT 血管成像（3D-CT angiography,3D-CTA）得到了显著改善,因此在各个领域里都用 3D-CTA 取代 DSA 来进行诊断或术前和术后评估。但是,要想获得高精度的 3D-CTA 影像,必须理解对比剂的血流动态,并反复钻研对比剂的使用方法、扫描、图像处理等各种知识技能。在本章节中,我们将从造影条件到临床应用方法,对腹部范围的 3D-CTA 进行详细解说。

一、腹部 3D-CTA 条件

1. 动脉系统 3D-CTA 条件

将对比剂以固定速率注入静脉时,腹主动脉的时间-密度曲线（TDC）的上升梯度大致为 1 个峰值（图 3-69）。如果要获得良好的动脉系统 3D-CTA 影像,长时间保持浓度峰值的上升状态,并在达峰时间附近的适当时间里进行扫描是非常重要的。

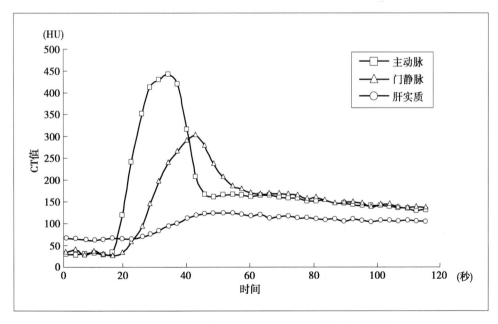

图 3-69　主动脉、门静脉、肝实质的 TDC（时间-密度曲线）
用 5ml/s 的速率注射中浓度对比剂（300mgI/ml）

因此,我们将在这里针对对比剂用量、对比剂浓度、对比剂注射速率、扫描时间等重要因素进行说明。

（1）对比剂用量

对比剂的总用量的大致标准为扫描时间（秒）×对比剂注射速率（ml/s）,例如将扫描时间设定为20秒、对比剂注射速率设定为5ml/s时,一般认为100ml的总剂量就够了,更多对比剂对于3D-CTA成像是多余的。

（2）对比剂浓度、对比剂注射速率

动脉的浓度峰值取决于单位时间内投入的碘量（碘流率）,所以如果想要提高峰值,就需要使用高浓度碘对比剂或者提高对比剂的注射速率。经研究发现,用4ml/s、5ml/s的速率注射高浓度对比剂（碘含量350mgI/ml）或者用4ml/s、5ml/s的速率注射中浓度对比剂（碘含量300mgI/ml）时,用5ml/s的速率注射中浓度对比剂时动脉的浓度峰值明显高于用4ml/s的速率注射高浓度对比剂,而且与用5ml/s的速率注射高浓度对比剂时没有明显差异（图3-70）[1]。因此,我们将重点放在提高对比剂的注射速率方面,推荐用5ml/s的速率高速注射中浓度对比剂。

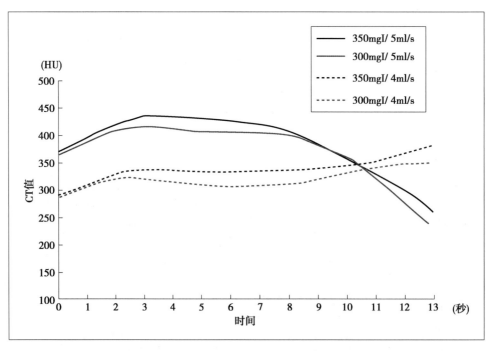

图3-70　动脉期主动脉的各层CT值对比（碘含量、注射速率）（引用自文献1）
用5ml/s的速率注射中浓度对比剂（碘含量300mgI/ml）时动脉的浓度峰值明显高于用4ml/s的速率注射中浓度、高浓度对比剂（碘含量350mgI/ml）,而且与用5ml/s的速率注射高浓度对比剂时没有明显差异

（3）扫描时间

在腹主动脉的TDC中,达峰时间相当于对比剂从注射部位到达CT值测量点所经过的时间（对比剂到达时间）与从对比剂到达时间到对比剂达峰的时间之和。有报告显示,根据Bae等人[2]制作的房室模型所做的计算机分析,或者用猪进行的动物实验,从对比剂到达时

间到达峰时间与对比剂注射时间一致（但是，通常情况下注射时间在人身上会缩短 10% ~ 20%[3]）。决定动脉系统血管扫描时间的方法主要有以下 3 种。

1）固定法：扫描时间固定，不会根据每个受检者更改扫描时间；

2）小剂量峰值测试法：静脉注射少量对比剂后，对固定层面连续扫描，测量对比剂实际到达时间，并以此来决定扫描时间；

3）计算机辅助团注跟踪法：在轴位图上设置主动脉（在腹部范围内主要是腹腔干水平的主动脉）的感兴趣区域，一边注射对比剂一边连续扫描同一层面，在监测到对比剂流入 CT 值上升变化的同时自动开始扫描。

对比剂到达时间会受到受检者循环动态的影响，每个病例会有差异。而且，对比剂注射速率提高后，动脉血管的达峰时间就会缩短（图 3-71），需要根据每个病例设定适当的扫描时间，选择小剂量峰值测试法或者计算机辅助自动团注跟踪法。但是，小剂量峰值测试法存在：①过程复杂；②需要使用一定量的对比剂；③会延长检查时间等缺点。因此，我们使用计算机辅助自动团注跟踪法，设置为当监测到感兴趣区域的 CT 值比给药前上升 50HU 后发出屏气的信号，将扫描开始的延迟时间设定为 5 秒。通常，在动脉期高速注射对比剂时，会在注射开始 15~25 秒后进行扫描。

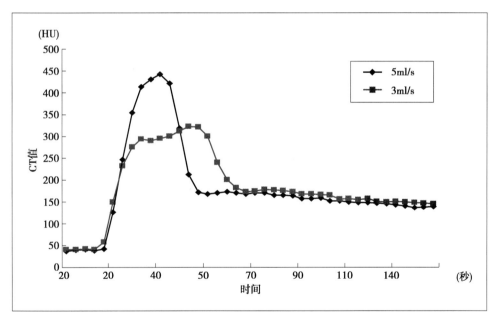

图 3-71　不同注射速率的主动脉 TDC

提高对比剂注射速率（5ml/s）后，主动脉的强化峰值就会变高，达峰时间提前

2. 门静脉 3D-CTA 条件

门静脉的 TDC 也只有一个高峰（图 3-69），获得良好的门静脉 3D-CTA 成像的方法与动脉系统 3D-CTA 相同。也就是说，要尽量提高门静脉强化峰值，在达峰时间附近的适当时间里进行扫描。下面将分别说明门静脉 3D-CTA 的对比剂浓度、对比剂用量、对比剂注射速率

和扫描时间。

（1）对比剂浓度、对比剂用量

由于门静脉血流是从脾脏及肠道回流的，所以为了获得充分的门静脉增强效果，使用的对比剂量必须大于动脉 3D-CTA 的对比剂用量。Yamashita 等人[4] 在报告中指出，根据使用中浓度对比剂（300mgI/ml）时目测的门静脉成像能力以及门静脉 CT 值的测量结果，单位体重对比剂用量需要 2.0~2.5ml/kg。因此，我们在实验中使用了中浓度对比剂（300mgI/ml），体重 40kg 以内使用固定低剂量（100ml）、40~60kg 使用单位体重对比剂用量（2.5ml/kg）、60kg 以上使用固定高剂量（150ml）。

（2）对比剂注射速率

为了提高门静脉的浓度峰值，需要与动脉一样，用高速注射对比剂，建议使用 4~5ml/s 的速率。

（3）扫描时间

在高速注射对比剂（4~5ml/s）的情况下对比门静脉和肝实质，门静脉显示最大强化的期相（门静脉期：对比剂注射开始大约 35~45 秒后）和肝实质显示最大强化的期相（肝实质期：对比剂注射开始大约 55~75 秒后）之间有一些时间差（图 3-69）。门静脉 3D-CTA 成像（图 3-72）时，最理想的状态就是在肝实质明显强化前的门静脉期里准确扫描。为了将这个门静脉期从动脉期和肝实质期分离开来扫描，使用 MDCT 就成为了必然的前提条件。在 TDC 上，这个门静脉期与"一、肝脏"部分所描述的双动脉期（double arterial phase）成像中的动脉期晚期（late arterial phase）基本一致，因此动脉期晚期开始受到关注。通常，动脉期晚期是在高速注射对比剂后 30~40 秒开始扫描。

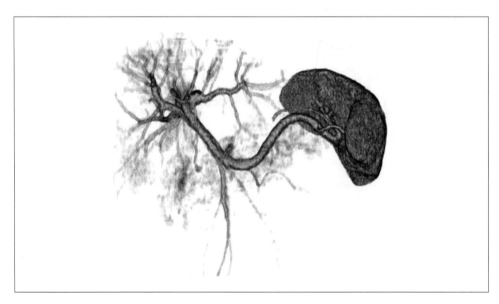

图 3-72　动脉期晚期 3D-CTA（VR 图像）

虽然门静脉、脾静脉的成像良好，但是肠系膜上静脉和肠系膜下静脉的成像却因为时机尚早，效果不佳

3. 肠系膜静脉 3D-CTA 条件

关于肠系膜上/下静脉的增强效果,由于从不同肠管回流的对比剂有差异,因此无法总结出统一的观点。在此,我们将分别说明对比剂浓度、对比剂用量、对比剂注射速率和扫描时间,并加入一些个人见解。

(1) 对比剂浓度、对比剂用量

肠系膜静脉的增强效果基本与门静脉的增强效果相似,因此对比剂浓度、对比剂用量可遵从门静脉 3D-CTA 的扫描条件。

(2) 对比剂注射速率

同样遵从门静脉 3D-CTA 的扫描条件,建议使用 4~5ml/s 的速率。

(3) 扫描时间

在动脉期晚期中,脾静脉到门静脉成像良好,但是很多时候肠系膜上静脉和肠系膜下静脉还未增强(图 3-72)。而且,从不同肠管回流的对比剂有差异,很难将扫描时间系统化,但是在肠系膜静脉的 3D-CTA 中,为了减少肝实质的明显强化对图像重组的影响,因此需要在肝实质期前或者给药后大约 40~60 秒进行扫描,这样才能够获得良好的肠系膜静脉 3D-CTA(图 3-73)。

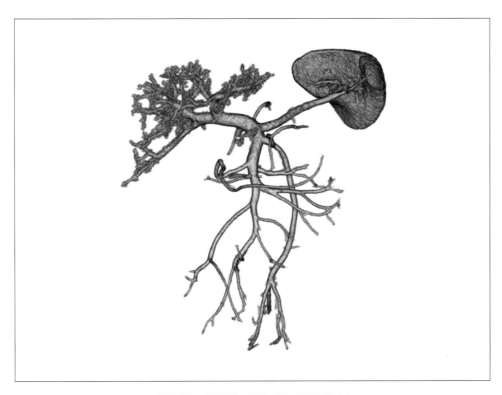

图 3-73　门静脉期 3D-CTA(VR 图像)
门静脉、脾静脉、肠系膜静脉系统同时成像

二、3D-CTA 可选的最新造影增强技术

1. 生理盐水跟注（冲管）

在注射对比剂后注射生理盐水，使其推动在锁骨下静脉、上腔静脉、右心系统中滞留的对比剂，有报告显示，这样做能够增强肺动脉的强化效果，尤其是在胸部范围，可以减轻锁骨下静脉、上腔静脉周围的伪影，有助于减少对比剂的用量和浓度。很少有报告涉及生理盐水跟注在腹部范围内的应用问题，但是在我们所做过的肝脏范围 3D-CTA 的研究[5]中，在对比剂用量 100ml、对比剂注射速率 5ml/s 的条件下，扫描的后半段（10~15 秒以后）出现了 CT 值下降的倾向，而采用生理盐水跟注法（生理盐水用量 50ml）的小组却没有发现同样情况（图 3-74）。这一结果说明了生理盐水跟注法有助于改善扫描后期所扫描的动脉或者周围小动脉的成像能力。另外，生理盐水跟注组的门静脉强化效果也有明显的提升（图 3-75）。这被认为是生理盐水跟注促进了对比剂通过脾静脉向门静脉回流的结果。可以说，生理盐水跟注法有助于保持动脉和门静脉 3D-CTA 扫描中重要的强化效果，但是今后还要继续探讨和研究合理的生理盐水注射法（注射速率、用量等）。

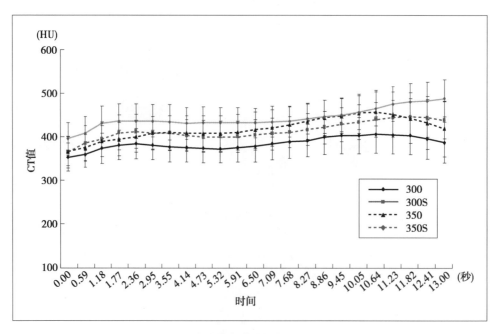

图 3-74   动脉期主动脉的各层 CT 值对比

300：仅使用对比剂（300mgI/ml）100ml；300S：对比剂（300mgI/ml）100ml+跟注 50ml 生理盐水；350：仅使用对比剂（350mgI/ml）100ml；350S：对比剂（350mgI/ml）100ml+跟注 50ml 生理盐水

无生理盐水跟注，仅以 4ml/s 或者 5ml/s 的注射速率快速注射 100ml 对比剂时，主动脉 CT 值（300、350）在后半段中呈现出下降的趋势，但是通过跟注（300S、350S）50ml 的生理盐水，后半段也能够保持 CT 值

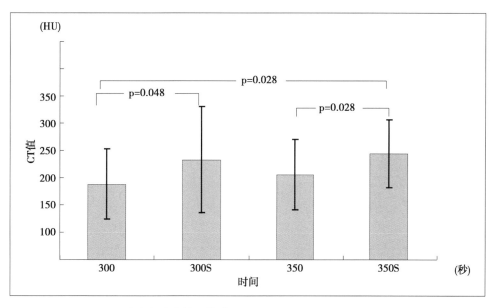

图 3-75　动脉期晚期的门静脉 CT 值对比（图 3-74 中 4 个组的对比）
跟注（300S、350S）生理盐水后，门静脉的 CT 值明显上升（300 vs 300S：$p = 0.048$；350 vs 350S：$p = 0.028$）

2. 双期注射法、变速注射法

过去一般采用单期且固定速率来注射对比剂。这时，主动脉的 TDC 只有一个峰，对比剂注射速率越快，到达峰时间为止的上升斜率越大，浓度峰值就会变尖（图 3-71）。因此，注射速率越高，就越需要掌握高超的扫描技术，精准把握浓度峰值准确进行扫描。为此，必须在短时间内进行扫描，否则就会失去扫描最佳时间，或者无法在血管保持充分强化效果的时间内（通常在 20 秒以内）进行扫描。如果在狭窄范围内扫描，可以通过使用 MDCT 以及根据理论知识缜密计算扫描时间来解决问题。但是如果在大范围内扫描，即便有 MDCT，也很难在动脉血管保持最佳强化效果的时间内完成整个范围的扫描。此时可以考虑采用变速注射法，即以双期注射为代表的阶段性地改变对比剂注射速率的注射方法。（一开始以高速注射对比剂，之后以低速注射，将对比剂分成 2 期进行注射）这样主动脉 TDC 的峰值虽然会降低，但是会形成 2 个高峰，CT 值保持某一稳定浓度的持续时间将延长（图 3-76）[6]。此外，Bae 等人[6]的报告指出，调整对比剂注射速率使其成倍降低，采用变速方式注射对比剂，就能够长时间保持一定的 CT 值（图 3-77）。但是，在推出 16 排螺旋 CT 后，或随着今后 CT 设备的探测器进一步增加，扫描时间将会越来越短，因此根据造影理论正确设置扫描时间会成为必要条件，而使用这些复杂的对比剂注射法的必要性也会随之减少。

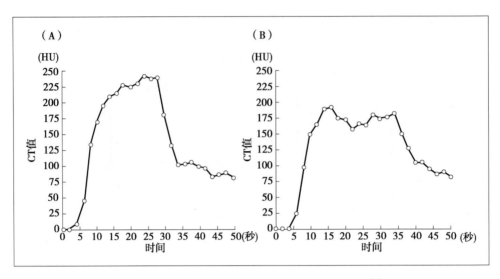

图 3-76　主动脉 TDC(单期注射法和双期注射法)[6]

A:单期注射法(对比剂总量 50ml:注射速率 2ml/s)的上升斜率呈现 1 个峰。B:双期注射法〔对比剂总量 50ml:(第 1 期)25ml 注射速率 2ml/s、(第 2 期)25ml 注射速率 1.4ml/s〕的上升斜率呈现出 2 个峰,可以维持一定的 CT 值

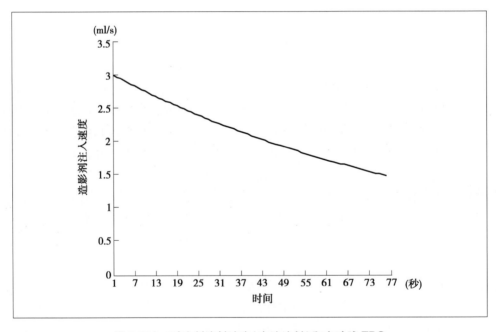

图 3-77A　对比剂注射速率(变速注射)和主动脉 TDC

对比剂注射速率从 3ml/s 开始,然后调整速率使其呈指数递减(指数函数 = 0.01),最终变速注射时间 77 秒

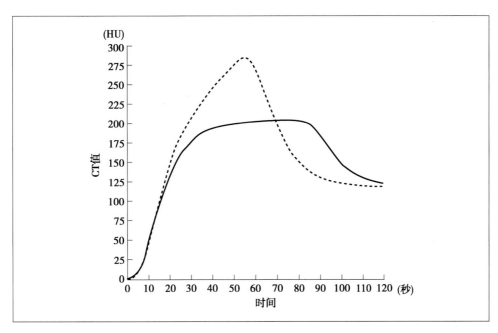

图 3-77B　对比剂注射速率(变速注射)和主动脉 TDC

采用变速注射(图 3-77A)可以让主动脉 CT 值维持一定值(实线)

虚线:对比剂注射速率 3ml/s,注射时间 53 秒的单期注射[6]

三、扫描参数与重建间隔

使用 4 排 MDCT 进行 3D-CTA 成像时,采用 1~2mm 的薄准直,如果扫描范围较窄,使用螺距为 3(扫描螺距 0.75)的小螺距(low pitch)。但是,在扫描消化道时,由于扫描范围较广,大多会使用螺距为 5~6(扫描螺距 1.25~1.5)的大螺距(high pitch)。在这里需要注意的是,在上述增强条件下,由于动脉浓度达峰时间较短,如果以空间分辨率为优先而延长扫描时间,到扫描后半段就会出现血管内增强效果不足的风险。因此,我们在使用 4 排螺旋 CT 时,应注意将扫描时间设在 20 秒以下。但是,如果使用 16 排螺旋 CT,对于从肝脏上缘到耻骨联合大约 40cm 的大范围扫描,也可以使用准直 1mm、螺距 15(扫描螺距 0.938),以空间分辨率为优先,扫描大约 15 秒,从而规避上述风险。关于图像重建间隔,通常会采用 50% 重叠重建,以提高图像的分辨率。即便采用 50% 以上的重叠,也无法获得更高的图像分辨率。

四、图像显示方法

3D-CTA 成像时,一般采用最大密度投影法(MIP)、容积法(VR)。

1. 最大密度投影法

从特定方向投射光束进行投影,在投影平面上反射该投影线上的体素的最大 CT 值。最大密度投影法(MIP)非常适合呈现 CT 值明显高于周围环境的结构,如增强效果较高的血管、静脉滴注胆道造影时因对比剂排泄而浓度很高的胆道等。选择投影线上的最大值时,由于不使用阈值等已设定的参数,所以可以扫描出本来的 CT 值,即微妙的浓度变化,因此可用于评估小血管或动脉壁的不规则和狭窄。但是由于总是以投影线上的最大 CT 值为优先,因此无法保持立体信息。

2. 容积再现法

使用所有的体素数据重建图像的方法,在所有体素中设置不透明度(opacity)和色调,并将其进行投影。该不透明度是在体素的直方图(lookup table)中针对整个或部分组织设置的,如果想只显示血管,就要提高高 CT 值部分(强化的血管)的不透明度,使血管不透明,并降低血管之外低 CT 值部分的不透明度使之透明。另外,由于能够保存内部信息,所以信息量较大,已成为当今三维处理方法的主流,有利于对血管解剖的立体把握。而且,通过从整体数据中去除障碍结构,可以大大提高目标结构和病变部位的可视性。可以采取不透明度设定、物体选择、图像运算、手工剪切等方法提取目标结构体。现在的工作站可通过"选择并保留"或"选择后删除"等,将比较接近的 CT 值分离、选择、提取出来,而且通过"剪切"等手段从而能够准确地显示对象结构(图 3-78)。

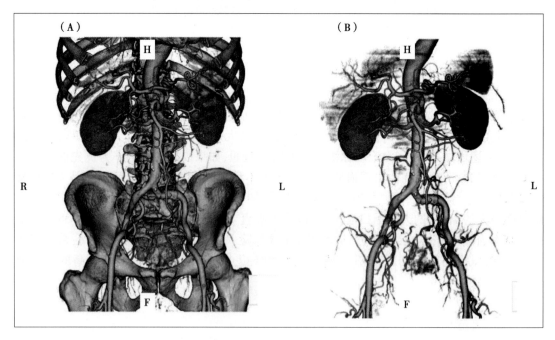

图 3-78   动脉期 3D-CTA

A:VR 原图像、B:选择删除后

可以从 VR 原图像(A)中选择骨骼并删除,只把血管系统提取出来(B)

五、临床应用

1. 肝脏

肝细胞癌经导管动脉栓塞术(TAE)的术前评估(表 3-26;图 3-79,图 3-80)、转移性肝肿瘤灌注泵(Reservoir)的留置可使用动脉 3D-CTA,活体肝移植供体的术前评估可使用动脉和门静脉 3D-CTA,评估门静脉高压引起的侧支循环(如胃、食管静脉曲张等)可使用静脉系统 3D-CTA。最近,已开始使用经球囊导管阻塞下逆行闭塞静脉曲张术(balloon-occluded retrograde transvenous obliteration,B-RTO)来治疗胃静脉曲张,在术前评估左肾静脉、左膈下静脉等流出道时,静脉系统 3D-CTA 是非常有用的方法(图 3-81)。在考虑扫描方案时,特别是在检测肝细胞癌时,由于需要在固定时间里进行扫描,因此对比剂注射时间必须保持固定。在考虑对比剂用量时,如果根据体重增减使用中浓度对比剂(300mgI/ml),则理想的单位体重对比剂用量为 2.0~2.5ml/kg。但是,如今预灌装针筒对比剂的使用已成为主流,所以我们

表 3-26　肝脏 CT 扫描参数

		4 排 MDCT	16 排 MDCT
X 线条件	管电压	120kV	
	管电流	300mA	Real EC(SD8.0)
	准直	2mm	1mm
螺距		5(扫描螺距 1.25)	15(扫描螺距 0.938)
扫描时间		0.5 秒/周	
扫描范围		从肝脏上边缘到胰腺下边缘(约 20cm)	
图像重建间隔		1mm	
增强方法	对比剂浓度	300mgI/ml	
	用量	体重 40kg 以下:240mgI/ml,总剂量 100ml 体重 40~59kg:300mgI/ml,总剂量 100ml 体重 60~69kg:350 或者 370mgI/ml,总剂量 100ml 体重 70kg 以上:300mgI/ml、总剂量 150ml	
	注射速率	5ml/s	
	扫描开始时间	双动脉期扫描 动脉期(动脉 3D-CTA):大约 20 秒(团注跟踪) 动脉期晚期(门静脉期)(门静脉 3D-CTA):大约 37 秒 肝实质期(肝静脉 3D-CTA):70 秒 平衡期:180 秒	双动脉期扫描 动脉期(动脉 3D-CTA):大约 20 秒(团注跟踪) 动脉期晚期(门静脉期)(门静脉 3D-CTA):大约 35 秒 肝实质期(肝静脉 3D-CTA):70 秒 平衡期:180 秒

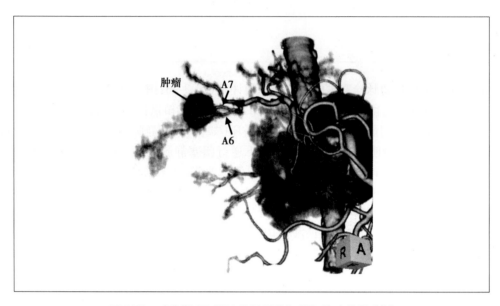

图 3-79   动脉期 3D-CTA(VR 图像) :肝细胞癌典型病例
可见肿瘤供血动脉为(A6、A7)

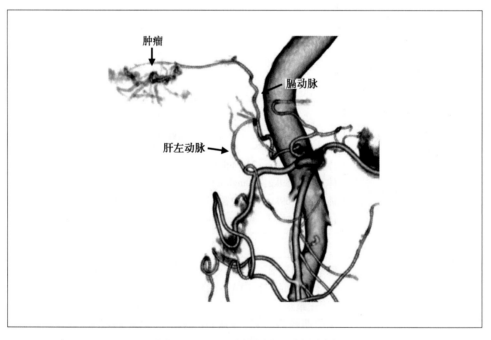

图 3-80   动脉期 3D-CTA(VR 图像) :肝细胞癌典型病例
由于反复的 TAE,肝右动脉已经闭塞。肿瘤由膈动脉供血

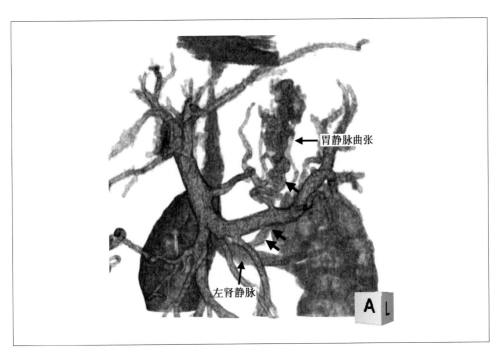

图 3-81　肝实质期 3D-CTA（VR 图像）：胃静脉曲张病例
可见从胃静脉曲张向左肾静脉流入的侧支循环（粗箭头）

改变了碘浓度，体重不足 40kg：240mgI/ml，总剂量 100ml；体重 40~59kg：300mgI/ml，总剂量 100ml；体重 60~69kg：350 或者 370mgI/ml，总剂量 100ml，以注射速率 5ml/s 进行注射，并将注射时间（20 秒）设为固定。体重超过 70kg 以上时，为了确保碘总量，我们只能使用 300mgI/ml，总剂量 150ml 的对比剂，以注射速率 5ml/s，注射时间 30 秒进行注射。扫描时间使用前面所述的双动脉期（double arterial phase）扫描，动脉 3D-CTA 使用前面所述的计算机辅助自动团注跟踪法（阈值 50HU、延迟时间 5 秒）的动脉期，门静脉 3D-CTA 使用动脉期晚期，静脉系统 3D-CTA 使用肝实质期（对比剂注射开始 70 秒后）。另外，肝实质期可用于肝静脉的 3D-CTA，通过肝实质期创建门静脉 3D-CTA 和肝静脉 3D-CTA，而该融合图像可用于肝切除术的术前定位与术中导航（mapping）（图 3-82）。

2. 胰腺

胰腺肿瘤中，在临床上最重要的疾病是胰腺癌。胰腺癌绝大部分都是乏血性的，胰腺癌的筛查和进展度诊断必须在胰腺实质呈现最大强化的胰腺实质期进行扫描。胰腺实质期的扫描时间取决于对比剂的注射速率，速率为 3ml/s 时扫描时间为对比剂注射开始后大约 40 秒，速率为 5ml/s 时扫描时间为大约 35 秒，基本等同于前面所述的门静脉期（或者是动脉期晚期）[7]。诊断胰腺癌进展的一个重要因素是评估动静脉浸润，在这里可使用 3D-CTA。在动脉 3D-CTA 成像时，使用前面所述的计算机辅助自动团注跟踪法（阈值 50HU、延迟时间 5 秒）在动脉期扫描，在静脉 3D-CTA 成像时，则在肝实质期扫描（图 3-83），肝实质期还可以用于寻找肝转移。因此，我们所使用的诊断胰腺癌的扫描方案，遵循了肝脏的方案，以双动脉期成像［动脉期晚期（门静脉期）相当于胰腺实质期］+肝实质期为基础。该方案在胰腺多期增强 CT 检查中是综合性的,结合了可用于诊断胰岛细胞瘤、腺泡细胞癌等的富血供肿瘤的动脉期早期扫描(表 3-27)。

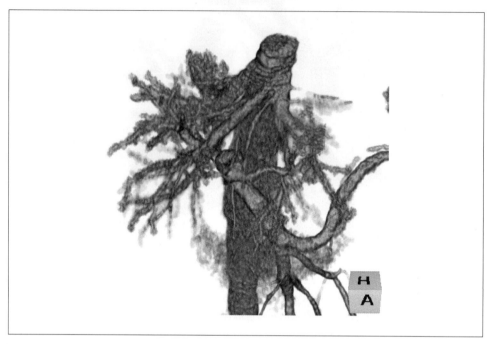

图 3-82　肝实质期 3D-CTA(VR 图像)
可创建门静脉和肝静脉的 3D-CTA 融合图像

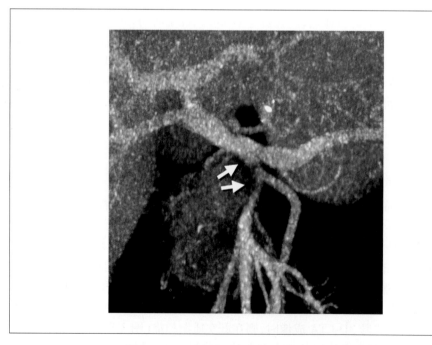

图 3-83　门静脉 3D-CTA(MIP 图像)：胰腺癌病例
可见胰腺癌导致肠系膜上静脉汇入脾静脉前狭窄(箭头)

表 3-27　胰腺 CT 扫描参数

		4 排 MDCT	16 排 MDCT
X 线条件	管电压	120kV	
	管电流	300mA	Real EC(SD8.0)
	准直	2mm	1mm
螺距		5(扫描螺距 1.25)	15(扫描螺距 0.938)
扫描时间		0.5 秒/圈	
扫描范围		从肝脏上缘到胰腺下缘(约 20cm)	
图像重建间隔		1mm	
增强方法	对比剂浓度	300mgI/ml	
	用量	体重 40kg 以下:240mgI/ml,总剂量 100ml 体重 40~59kg:300mgI/ml,总剂量 100ml 体重 60~69kg:350 或者 370mgI/ml,总剂量 100ml 体重 70kg 以上:300mgI/ml、总剂量 150ml	
	注射速率	5ml/s	
	扫描开始时间	双动脉期扫描 动脉期(动脉 3D-CTA):大约 20 秒 (团注跟踪) 动脉期晚期(门静脉期)(门静脉 3D-CTA):大约 37 秒 肝实质期(肝静脉 3D-CTA):70 秒 平衡期:180 秒	双动脉期扫描 动脉期(动脉 3D-CTA):大约 20 秒(团注跟踪) 动脉期晚期(门静脉期)(门静脉 3D-CTA):大约 35 秒 肝实质期(肝静脉 3D-CTA):70 秒 平衡期:180 秒

3. 胃

　　由于胃周围血管解剖关系复杂,因此在腹腔镜胃癌手术前必须掌握这些血管结构。为此,使用 3D-CTA 进行术前定位与术中导航(mapping)是非常有效的方法。胃周围动脉 3D-CTA 成像时,使用前面所述的计算机辅助自动团注跟踪法(阈值 50HU,延迟时间 5 秒)在动脉期扫描,而周围静脉的 3D-CTA 成像时,则在动脉期结束 10 秒后(对比剂注射开始大约 50 秒后)开始扫描,这个时间相当于肝实质期,还可以用于寻找肝转移。此外,在腹腔镜手术中,动脉和静脉之间的位置关系很重要,其融合图像比动脉和静脉的单独 3D-CTA 更受重视[8]。因此,使用 16 排螺旋 CT 后(扫描条件:准直=1mm,螺距=15,扫描床移动速度=30mm/s,图像重建间隔=0.5mm),每个 3D-CTA 的扫描时间会缩短为大约 8 秒。因此,在一次屏气时的胃周围动脉 3D-CTA 扫描结束(对比剂注射开始约 28 秒后)15 秒后就可以开始扫描静脉期(对比剂注射开始 43 秒后:适合前面所述的肠系膜静脉系统 3D-CTA 的时间)(图 3-84A、B)。通过该方法获得的单次屏气时的多期融合 3D-CTA,可准确描绘动脉和静脉的位置关系,而不会在时间期相之间因屏气造成偏差(图 3-84C)[9]。(表 3-28)

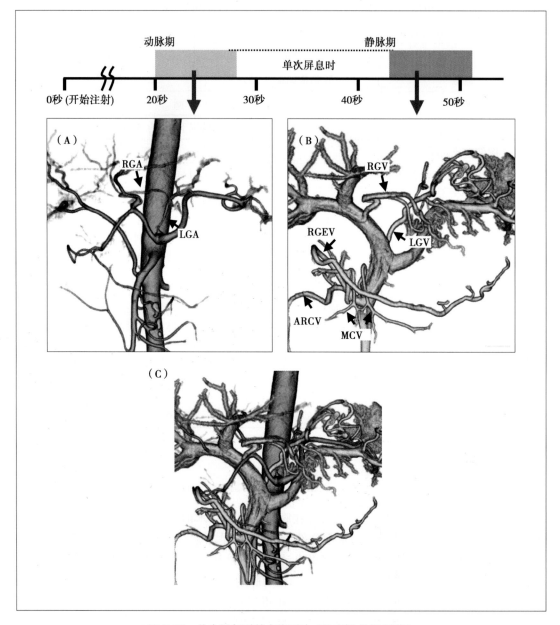

图 3-84　单次屏气时的多期融合 3D-CTA(VR 图像)

在单次屏气(31 秒)时扫描动脉期(8 秒)和静脉期(8 秒),两个时相之间的间隔设定为 15 秒,并从
动脉重组动脉 3D-CTA(A)、从静脉期重组静脉 3D-CTA(B),最后将两个图像融合在一起(C)
LGA:胃左动脉,RGA:胃右动脉,LGV:胃左静脉,RGV:胃右静脉,RGEV:胃网膜右静脉,ARCV:副右
结肠静脉,MCV:中结肠静脉

表 3-28　胃部 CT 扫描参数

		4 排 MDCT	16 排 MDCT
X 线条件	管电压	120kV	
	管电流	300mA	Real EC(SD8.0)
	准直	1mm	
螺距		5(扫描螺距 1.25)	15(扫描螺距 0.938)
扫描时间		0.5 秒/圈	
扫描范围		用产气剂膨胀起来的整个胃部(约 20cm)	
图像重建间隔		1mm	0.5mm
增强方法	对比剂浓度	300mgI/ml	
	用量	体重 40kg 以下:总剂量 100ml 体重 40~60kg:2.5ml/kg×体重(kg) 体重 60kg 以上:150ml	
	注射速率	5ml/s	
	扫描开始时间	动脉期(动脉 3D-CTA):团注跟踪(大约 20 秒) 静脉期(肝实质期)(静脉 3D-CTA):动脉期结束 10 秒后(大约 50 秒)	动脉期和静脉期为单次屏息时 动脉期(动脉 3D-CTA):团注跟踪(大约 20 秒) 静脉期(静脉 3D-CTA):动脉期结束 15 秒(大约 43 秒) 肝实质期:70 秒

4. 小肠和大肠

　　小肠和大肠范围中的动脉血管 3D-CTA 可用于鉴定肿瘤的供血血管(表 3-29,图 3-85)、诊断血管病变(图 3-86)、绘制腹腔镜结肠癌手术的术前定位与术中导航(mapping)(图 3-87A)[10]。肠系膜静脉的 3D-CTA 也可以用于腹腔镜结肠癌手术的术前定位与术中导航(mapping),并且可以知道手术前需要掌握的动脉和静脉之间的位置关系(图 3-87B)[10]。肠系膜动脉系统 3D-CTA 成像时,使用前面所述的计算机辅助自动团注跟踪法(阈值 50HU,延迟时间 5 秒)扫描动脉期;静脉系统 3D-CTA 成像时,使用 4 排螺旋 CT 时在动脉期结束 10 秒开始扫描、使用 16 排螺旋 CT 时在 15 秒(即在对比剂注射开始 45~55 秒)开始从耻骨联合向肝脏上缘方向顺行扫描静脉(go and return),并根据其每层数据重组肠系膜静脉系统的 3D-CTA。如在这个时间进行扫描,在扫描肝脏时相当于肝实质期(开始注射对比剂后 40~60 秒),还可以同时评估肝转移。

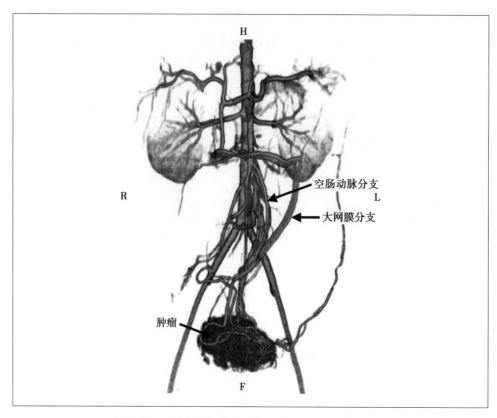

图 3-85 动脉期 3D-CTA(VR 图像) :空肠间质瘤病例
肿瘤血供来自于空肠动脉分支和大网膜分支

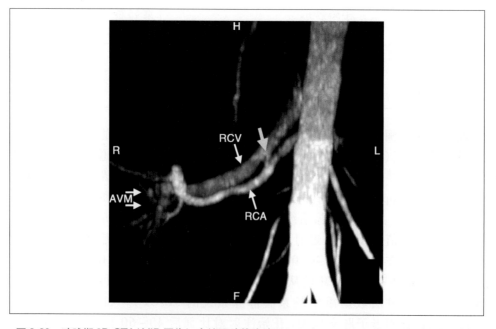

图 3-86 动脉期 3D-CTA(MIP 图像) :右结肠动静脉畸形(arteriovenous malformation,AVM) 病例
右结肠动脉(RCA) 外周可见显示 AVM 的异常血管增生和早期回流至右结肠静脉(RCV) 的
情况。此外,还可见右结肠动静脉瘘(arteriovenous fistula, AVF, 粗箭头)

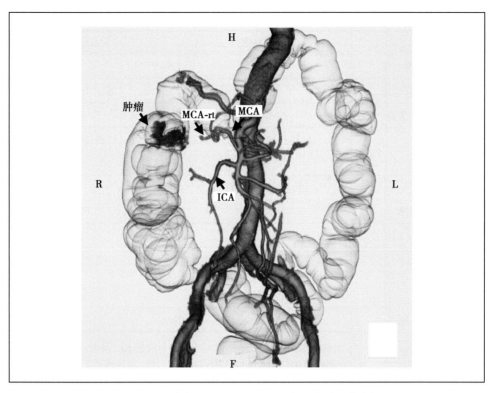

图 3-87A　动脉期 3D-CTA(VR 图像):升结肠癌病例
可见肿瘤由中结肠动脉右支(MCA-rt)和回结肠动脉(ICA)的分支供血

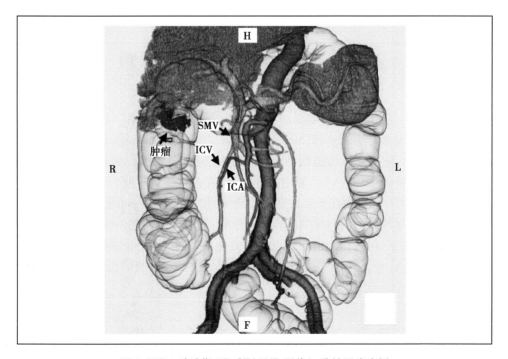

图 3-87B　动脉期 3D-CTA(VR 图像):升结肠癌病例
清晰显示对第 2、3 组淋巴结清扫术比较重要的回结肠动脉(ICA)和肠系膜上静脉(SMV)、回结肠静脉(ICV)之间的位置关系

表 3-29 小肠、大肠 CT 的增强扫描参数

		4 排 MDCT	16 排 MDCT
X 线条件	管电压	120kV	
	管电流	300mA	Real EC(SD8.0)
	准直	2mm	1mm
螺距		5.5(扫描螺距 1.375)	15(扫描螺距 0.938)
扫描时间		0.5 秒/圈	
扫描范围		从肝脏上缘到耻骨联合(大约 40~45cm)	
图像重建间隔		1mm	0.5mm
增强方法	对比剂浓度	300mgI/ml	
	用量	体重 40kg 以下:总剂量 100ml; 体重 40~60kg:2.5ml/kg×体重(kg); 体重 60kg 以上:150ml	
	注射速率	5ml/s	
	扫描开始时间	动脉期(动脉 3D-CTA):大约 20 秒(团注跟踪) (从头侧向尾侧进行扫描) 静脉期(静脉 3D-CTA):动脉期结束 10 秒(大约 50 秒) [从尾侧向头侧进行扫描(go and return)]	动脉期(动脉 3D-CTA):大约 20 秒(团注跟踪) (从头侧向尾侧进行扫描) 静脉期(静脉 3D-CTA):动脉期结束 15 秒(大约 50 秒) [从尾侧向头侧进行扫描(go and return)]

◆ 小结 ◆

　　腹部范围的 3D-CTA 很多时候需要动脉和静脉双方的三维图像。因此,我们基本上采用高速注射(5ml/s)总剂量为 2.0~2.5ml/kg 的中浓度对比剂(300mgI/ml)的方法。进行动脉系统的 3D-CTA 时,使用计算机辅助自动团注跟踪法(阈值 50HU、延迟时间 5 秒)扫描动脉期,进行门静脉系统的 3D-CTA 时,使用门静脉期(或者动脉期晚期)的扫描图像。进行肠系膜静脉系统的 3D-CTA 时,会在肝实质期或者稍早的时间(约 40~60 秒)里进行扫描,尤其是恶性肿瘤,我们会尽量设法同时评估肝转移。今后,随着探测器进一步多排化,造影条件、扫描条件很可能会改变,但对比剂的血流动态是普遍性的,因此只要掌握了这一点,就能充分对应今后的发展。此外,还需要注意配合不同病例尽量在合适的期相进行扫描,并避免不必要的辐射暴露。

鸣谢

　　在本书即将完结之际,谨向大阪医科大学放射线医学教室的立神史稔先生、可儿弘行先生、京都市立医院放射线科的谷掛雅人先生表达衷心的谢意,感谢大家为此书提供的支持与协助。

◆ 参考文献

1) Tanikake M, Shimizu T, Narabayashi I, et al : Three-dimensional angiography of the hepatic artery ; Use of multi-detector row CT and a contrast. Radiology 227: 883-889, 2003.

2) Bae KT, Heiken JP, Brink JA : Aortic and hepatic peak enhancement at CT ; effect of contrast medium injection rate-pharmacokinetic analysis and experimental porcine model. Radiology 206: 455-464, 1998.

3) 粟井和夫, 柳生行伸, 綿井良輔, ほか : 肝のダイナミック MDCT における造影剤の使用方法. 画像診断　23 : 1017-1025, 2003.

4) Yamashita Y, Komohara Y, Takahashi M, et al : Abdominal helical CT ; evaluation of optimal doses of intravenous contrast material — a prospective randomized study. Radiology 216 : 718-723, 2000.

5) 立神史稔, 松木　充, 可児弘行, ほか : マルチスライス CT における肝の造影法—生理食塩水フラッシュの有用性について. 日本医学放射線学会雑誌 63 : 409-411, 2003.

6) Bae KT, Tran HQ, Heiken JP : Multiphasic injection method for uniform prolonged vascular enhancement at CT angiography ; pharmacokinetic analysis and experimental porcine model. Radiology 216: 872-880, 2000.

7) Kim T, Murakami T, Takahashi S, et al : Pancreatic CT imaging ; effects of different injection rates and doses of contrast material. Radiology 212 : 219-225, 1999.

8) Matsuki M, Kani H, Tatsugami F, et al : Preoperative assessment of vascular anatomy around the stomach by three-dimensional imaging using multi-detector row CT before laparoscopy-assisted gastrectomy. AJR(accepted)

9) 松木　充, 可児弘行, 新保大樹, ほか : 16 列検出器マルチスライス CT を用いた一呼吸停止下胃周囲動静脈 3D-angiography 同時描出の試み. 日本医学放射線学会雑誌(印刷中)2004.

10) 松木　充, 奥田順二, 吉川秀司, ほか : マルチスライス CT を用いた 3 次元画像の腹腔鏡下大腸癌手術への臨床応用. 日本医学放射線学会雑誌 63 : 154-159, 2003.